標準的神経治療

しびれ感

監修
日本神経治療学会

編集
福武 敏夫
亀田メディカルセンター・神経内科部長

安藤 哲朗
安城更生病院・副院長／神経内科部長

冨本 秀和
三重大学大学院神経病態内科学・教授

医学書院

標準的神経治療 しびれ感

発　行	2017年4月15日　第1版第1刷Ⓒ
	2023年7月1日　第1版第3刷

監　修　　日本神経治療学会

編　集　　福武敏夫・安藤哲朗・冨本秀和

発行者　　株式会社　医学書院

　　　　　代表取締役　金原　俊

　　　　　〒113-8719　東京都文京区本郷1-28-23

　　　　　電話　03-3817-5600(社内案内)

印刷・製本　横山印刷

本書の複製権・翻訳権・上映権・譲渡権・貸与権・公衆送信権(送信可能化権を含む)は株式会社医学書院が保有します．

ISBN978-4-260-03018-2

本書を無断で複製する行為(複写，スキャン，デジタルデータ化など)は，「私的使用のための複製」など著作権法上の限られた例外を除き禁じられています．大学，病院，診療所，企業などにおいて，業務上使用する目的(診療，研究活動を含む)で上記の行為を行うことは，その使用範囲が内部的であっても，私的使用には該当せず，違法です．また私的使用に該当する場合であっても，代行業者等の第三者に依頼して上記の行為を行うことは違法となります．

|JCOPY|〈出版者著作権管理機構　委託出版物〉

本書の無断複製は著作権法上での例外を除き禁じられています．複製される場合は，そのつど事前に，出版者著作権管理機構(電話 03-5244-5088，FAX 03-5244-5089，info@jcopy.or.jp)の許諾を得てください．

■執筆者一覧(執筆順)

福武　敏夫	亀田メディカルセンター・神経内科部長
桑原　　聡	千葉大学大学院神経内科学・教授
園生　雅弘	帝京大学神経内科・主任教授
河野　浩之	杏林大学脳卒中医学・学内講師
橋本洋一郎	熊本市民病院・首席診療部長/神経内科部長
亀山　　隆	中部ろうさい病院・神経内科部長
中島　一郎	東北医科薬科大学老年神経内科学・教授
渡辺　宏久	名古屋大学脳とこころの研究センター・特任教授
勝野　雅央	名古屋大学大学院神経内科学・教授
祖父江　元	名古屋大学大学院医学系研究科・特任教授
久米　明人	久米クリニック・院長
熱田　直樹	名古屋大学医学部附属病院神経内科・講師
磯島　　晃	大森赤十字病院・脳神経外科部長
三澤　園子	千葉大学大学院神経内科学・准教授
小池　春樹	名古屋大学大学院神経内科学・准教授
福島　和広	岡谷市民病院神経内科・医長
池田　修一	信州大学医学部附属病院難病診療センター・特任教授
井須　豊彦	釧路ろうさい病院・脳神経外科部長/末梢神経外科センター長
金　　景成	日本医科大学千葉北総病院脳神経センター・准教授
井上　聖啓	札幌山の上病院豊倉康夫記念神経センター・センター長

■「しびれ感」発刊にあたって

　この度，神経治療学会神経治療指針作成委員会として標準的神経治療書籍版「しびれ感」を発刊する運びとなりました．この書籍は，日本神経治療学会がテーマを設定して毎年3〜4本発行する標準的神経治療の企画中で，特に多くの読者が予想されるテーマについてその一部を書籍化するという初めての試みによるものです．

　標準的神経治療には，わが国の診療ガイドラインの中で希少疾患であるため大規模エビデンスを構築しにくく診療ガイドラインとして成立しにくいものや，疾患横断的に認められる主訴を中心として取り上げるものなどがあり，主要疾患に関する診療ガイドラインの隙間を埋める役割があります．今回取り上げた「しびれ感」は後者の代表的なもので，眩暈，ふらつきと並んで日常診療で最もよく遭遇するものです．本書では脱力など運動麻痺によるものを明確に除外する意味でしびれ感としており，一般的に診療場面で主訴として記載されることの多い「しびれ」のうち，感覚障害によるものを対象としています．しびれ感の病態生理や原因疾患についてもわかりやすく解説し，主訴から鑑別診断，治療にいたるプロセスをエビデンスに基づいて示しています．

　エビデンスレベルの記載は，公益財団法人日本医療機能評価機構の医療情報サービス（Minds）の『Minds診療ガイドライン作成の手引2007』に準拠しました．推奨度とエビデンスレベルは日本神経治療学会治療指針作成委員会のCOIマネージメント規定に従って，治療指針作成委員長，COI委員会委員長，最終的に日本神経治療学会理事長が検討し承認されたものです．執筆者が日本神経治療学会役員の場合には，毎年以下の基準でCOI申告を日本神経治療学会理事長に提出しています．また，それ以外の分担執筆者の場合は，執筆に際してCOIを理事長あてに事前提出して頂きました．COI公表の基準は，役員報酬，株式，特許権使用料，講演料，原稿料，受託研究費，共同研究費，奨学寄附金，寄附講座への所属，旅行・贈答品などの提供について判断しました．なお，申告対象とした企業などの団体は，上記の規定にあるように「医学研究

に関連する企業・法人組織，営利を目的とした団体」すべてです．本書籍に関して公開が必要と判断された各執筆者のCOIは各章の末尾に示してあります．

準拠した『Minds診療ガイドライン作成の手引2007』
<u>エビデンス・レベルの分類</u>
I； システマティック・レビュー/RCTのメタアナリシス
II； 1つ以上のランダム化比較試験による
III； 非ランダム化比較試験による
IVa；分析疫学的研究(コホート研究)
IVb；分析疫学的研究(症例対照研究，横断研究)
V； 記述研究(症例報告やケース・シリーズ)
VI； 患者データに基づかない，専門委員会や専門家個人の意見

<u>推奨度の分類</u>
A；行うよう強く勧められる(少なくともレベルII以上のエビデンスがある)
B；行うよう強く勧められる(少なくともレベルIV以上のエビデンスがある)
C；行うよう勧められる(レベルIV以上のエビデンスがないが，一定の医学的根拠がある)
D；科学的根拠がないので勧められない
E；行わないように勧められる

　ただし，稀少疾患については信頼できるエビデンスが乏しいため，科学的根拠に基づいて推奨を提示できない場合が多いことが指摘されています〔『Minds診療ガイドライン作成マニュアル』の「Mindsからの提言　希少疾患など，エビデンスが少ない領域での診療ガイドライン作成」(http://minds4.jcqhc.or.jp/minds/guideline/pdf/Proposal2.pdf)より〕．このため，疾患，症状の種類によりエビデンス，推奨度の記載を省きましたが，ご容赦願います．

　本書の刊行にあたっては，全体の構成に関する監修は亀田メディカルセンター　神経内科部長の福武敏夫先生，各論の監修については安城更生病院　副院

長の安藤哲朗先生に大変お世話になりました．また，標準的神経治療の書籍化について，医学書院の松本哲さんにいろいろアドバイスを頂きました．日本神経治療学会治療指針作成委員会を代表し，この場を借りて厚く御礼申し上げる次第です．

2017年3月

日本神経治療学会治療指針作成委員会委員長

冨本秀和

■目次

第Ⅰ章 しびれ(感)の概念としびれ(感)をきたす原因・病態・疾患 ················ 福武敏夫　1
1. しびれの意味・語源　1
2. しびれの意味する範囲　3
3. しびれ(感)の原因・病態・疾患　5

第Ⅱ章 しびれ感の解剖・生理学 ················ 桑原　聡　11
1. はじめに　11
2. しびれ感の神経生理学　12
3. しびれの解剖学：性状と皮膚受容器の対応　13
4. 解剖・生理学を踏まえたしびれの問診　14
5. おわりに　15

第Ⅲ章 しびれ感の評価 ················ 園生雅弘　17
1. はじめに　17
2. 病歴　17
3. 身体所見　19
4. 補助検査　22

第Ⅳ章 しびれ感の主要な原因疾患 ················ 28
1 脳梗塞・脳出血 ················ 河野浩之・橋本洋一郎　28
1. はじめに　28
2. 脳梗塞・脳出血による障害部位と「しびれ感」　28
3. 手口感覚症候群　30
4. 脳卒中後中枢性疼痛(CPSP)　32

2 頸椎症 ················ 亀山　隆　36
1. はじめに　36
2. 頸椎症性脊髄症　36
3. 頸部神経根症　43

3 腰部脊柱管狭窄症 ………………………………………… 亀山 隆 50
1. 概念と定義 50
2. 疫学 50
3. 診断基準 50
4. 神経性間欠性跛行の分類と下肢のしびれ感およびの痛みの特徴 51
5. 診断サポートツール 53
6. 治療 53
7. 下肢のしびれ感の予後 53

4 多発性硬化症・視神経脊髄炎・脊髄炎 ……………… 中島一郎 56
1. はじめに 56
2. しびれの責任病変と病態 57
3. しびれの頻度 59
4. しびれの治療 60

5 Parkinson 病のしびれ感 ………… 渡辺宏久・勝野雅央・祖父江元 63
1. はじめに 63
2. 感覚障害の病態 63
3. 診療の留意点 64

6 restless legs 症候群 …………………………………… 久米明人 67
1. はじめに 67
2. RLS の診断と自覚症状 67
3. RLS のしびれ感 69
4. RLS の治療 71

7 筋萎縮性側索硬化症 ……………………………………… 熱田直樹 73
1. はじめに 73
2. ALS 以外の病態の可能性 73
3. ALS に伴う感覚障害 74

8 脊髄空洞症 ………………………………………………… 磯島 晃 77
1. 脊髄空洞症における痛みの特徴 77
2. 脊髄空洞症における痛みのメカニズム 78
3. 脊髄空洞症の痛みに対する治療 79

9 糖尿病性神経障害 ………………………………………… 三澤園子 81
1. はじめに 81

2. 頻度　81
3. 程度　82
4. 病態　82
5. 治療　83

10　Guillain-Barré 症候群・慢性炎症性多発ニューロパチー
　　　　　　　　　　　　　　　　　　　　　　　　　　　　小池春樹　87
1. はじめに　87
2. 臨床症候　88
3. 検査所見　88
4. 治療　90

11　small fiber neuropathy　　　　　　　　　　三澤園子　92
1. はじめに　92
2. 頻度　92
3. 病態　92
4. 診断　94
5. 治療　96

12　遺伝性ニューロパチー　　　　　　　　　　　小池春樹　98
1. 遺伝性ニューロパチーとは　98
2. CMT の概念　98
3. CMT の治療　100

13　アミロイドニューロパチー　　　　　　　　　小池春樹　102
1. はじめに　102
2. 臨床像　102
3. 病理像　103
4. 治療　103

14　腕神経叢障害　　　　　　　　　　　　福島和広・池田修一　107
1. はじめに　107
2. 鑑別疾患　107

15　手根管症候群・外側大腿皮神経障害・足根管症候群
　　　　　　　　　　　　　　　　　　　　　井須豊彦・金　景成　111
1. 手根管症候群　111
2. 外側大腿皮神経障害　114
3. 足根管症候群　116

補　痒みについて .... 井上聖啓　121
    1.　はじめに　121
    2.　痒みには固有の感覚線維がある　121
    3.　痒み線維と痒み線維の相互作用　122
    4.　痒みの中枢神経の伝導路と大脳投射野　122
    5.　痒みの末梢性および中枢性感作　123
    6.　神経内科と痒み　123
    7.　neuropathic itch の治療　125

索引 129

■ COLUMN ■

狂言「瘙痢（しびり）」のあらすじ　2
Tinel 徴候　6
シガテラ中毒　6
代表的な内科的原因によるしびれ（感）　9
過換気症候群におけるしびれ　15
しびれと視床　32
頸椎症性脊髄症診断における単純 X 線機能撮影の重要性　36
頸椎レベルと頸髄レベルの相対的位置関係　41
頸部神経根症による「前根痛」　44
上肢筋の髄節支配　45
「腰部脊柱管狭窄症」という名称の誤解　52
神経根障害のレベル診断における注意点　53
腰部脊柱管狭窄症における MRI 診断の限界　54
Willis-Ekbom 病　70
SOD1 遺伝子変異について　75
肢端紅痛症　94

第Ⅰ章 しびれ(感)の概念としびれ(感)をきたす原因・病態・疾患

1 しびれの意味・語源

　「しびれ」は日常語であり，したがって多義語である．主観的であるだけにその意味するところは多様で，人・時・場所で異なる．「口の中のしびれ」という訴えをよく聞いてみると「口の渇き」のことであり，抗がん剤の副作用であったという経験がある．

　医学的な解釈の前に，まずいくつかの辞書の解釈をみておこう．手元にある小さな辞典（新明解国語辞典第四版，1993）では，「しびれ（痺れ）」＝「痺れること（痺れた状態）」と同語反復的でそっけないが，「しびれる（痺れる）」のほうに㊀として「強い・（異常な）刺激を受けて，からだのその部分が普通と違って自由に動かせなくなる」とあり，結果としての運動障害に重きがおかれている．この続きに㊁として「強い刺激を受けて，うっとりとなる」とあり，精神的なある種の興奮を表す場合に用いられる．もっと詳しい辞典（精選版 日本国語大辞典 第二巻，2006）では，「感覚異常の1つ．神経系あるいは循環系の障害により，運動神経，または知覚神経が侵された状態となり，運動麻痺，知覚麻痺を起こす」と，より医学的な説明がされている．さらに「しびれが切れる」「しびれを切らす」の説明として「①長くすわっていたりしたために，血液の循環が悪くなって足の感覚がなくなる」に加え，「②待ち遠しくて，我慢できなくなる」と述べられている．歌謡曲の歌詞にある「君にしびれて」（THE ALFEE）とか「いつか本能をしびれさせていく」（ももいろクローバーZ）とかの「しびれ」は，上記の㊁や②の内容と思われ，とりあえず神経学の対象ではないが，後述するように，神経学的な「しびれ」は㊀や①の末梢的内容だけではなく，㊁や②にある意味では近い精神的・心理的な側面ももっていることに留意しておく必要がある．さらに㊀にみるように，運動麻痺の表現のこともあるので注意すべき

である．

　ところで，「しびれ」には「痺」という漢字が当てられているが，本字は「痹」とのことである．しかし，漢字の本家の中国では現在「麻」が用いられている．いずれにしても「麻痺」は，原義的にみて上記の①のように運動麻痺と知覚（感覚）麻痺（感覚異常）の両方を含みうることがわかる．「しびれ」の日本語としての語源ははっきりしないが，室町時代には「しびり」であったようで，狂言の演目に「痿痢（しびり）」というのがあり，「正座後のしびれ」によって動けないことを面白く扱っている．余談であるが，"Shibire" は学術語であり，ショウジョウバエの温度感受性表現型で，高温で麻痺する働きをする遺伝子名になっている[1]．この遺伝子に相同のヒトの遺伝子は $DYNAMIN(DNM)1〜3$ であり，$DNM1$ は幼児のてんかん性脳症に関連し，$DNM2$ は Charcot-Marie-Tooth 病 2M や中心核ミオパチーなどに関連する．$DNM3$ は肝細胞がんの成長を減衰させるという．

COLUMN 狂言「痿痢（しびり）」のあらすじ[2]

　主人が堺に使いに行けと太郎冠者（＝狂言では使用人として指す）に命じるが，「面倒なことを頼まれた」と思い，次郎冠者を代わりに行かせるよう頼むが主人は太郎冠者に行けという．そこで脚に「痺れ」が起こってしまいとても痛くて歩けないと嘘をついてごまかす．主人は「まじない」をしてみせ，「治ったか」と聞くが，「親の代からの痺れの病だから，そんじょそこらの（まじない）では治らない」と言う．

　主人はその痺れを「仮病」と見抜き，「せっかく振る舞いの席に呼ばれたのだが，そんなに痛がっているんなら連れて行くことはできないな」と言って太郎冠者をだます．太郎冠者は「たちまち治ります．痺れに治るように言い聞かせます」と言って脚の痺れに「おい，治ったか」と話しかけてみせ，痺れが「はい」と返事をしたかのように振る舞う．

　その後，治りましたと言って立ち上がり，振る舞いの席に自分も連れて行ってくれと主人に願い出るが，「それでは堺への使いへ行きなさい」と言われ，また痺れが起こったとしゃがみこんで主人に叱られる．

2 しびれの意味する範囲

　「しびれ」は一般的には，正座の後に生じるような「ジンジンする」「ビリビリする」「チクチクする」と表現される自覚的感覚を指す．しかし，「正座後のしびれ」といってもその意味するところは同じとは限らない[3]．詳しくは第Ⅱ章を見ていただきたいが，正座中には，虚血による感覚神経線維の伝導ブロックのために感覚鈍麻が主体となり，しびれはほとんど感じないか，一部の大径線維の自発発射で軽度のジンジン感のみが起こる．間もなく運動神経も障害されて「脱力」が生じ，最終的には全感覚が消失する．虚血解除の直後には脱力と深部感覚障害のために立ち上がれないか，立ち上がれてもふらついて歩けなくなる．その後，血流の回復により，軸索興奮性が変化して異常感覚が生じてくる．その「しびれ」には大径有髄線維の自発発射による「ピリピリ感」「ジンジン感」と，小径有髄線維の発射による「チクチク感」，筋紡錘からのIa線維の自発発射による「引っ張られ感」が含まれる．圧迫が長時間に及ぶと，乳酸の蓄積などの代謝性変化により「倦怠感」が生じるし，末梢神経に不可逆的な障害（絞扼性ニューロパチー）が生じることもある[3]．これらのことから，単に「しびれ」とか「正座後のしびれ」で済ますのではなく，可能ならオノマトペを用いた表現を聞き出しておきたい．具体的な表現例を示す（**Table 1**）[4]．

　「しびれ」は外界からの刺激によらずに自発的に生じる自発的な感覚の異常を指すこともあるし，Tinel徴候[5]のように外界からの刺激を異なって感ずるときにも用いられる．医学用語としては前者に対し「異常感覚」，後者に対し「錯感覚」が当てられる．これらに対する英語にはparesthesiaとdysesthesiaがあるが，これらはその反対に用いられることもあり，英語表現を用いるときには定義をはっきりさせておくことが「神経学用語集改訂第3版」では推奨されている[6]．しびれに関連するその他の医学用語としては，感覚過敏（hyperesthesia：与えられた刺激を強く感じる），異痛症（allodynia：痛みを起こさないような軽微な刺激を強い痛みとして感じる），さらに感覚鈍麻〔hyp(o)esthesia：与えられた刺激を鈍く感じる〕～感覚消失（anesthesia）がある．上記用語集では「しびれ感」＝"numbness"のように対応づけがなされているが，numbnessは本来的には感覚鈍麻～消失のことであり，「麻酔をかけられたようなしびれ」

Table 1 「しびれ」で表現されているもの：筆者の外来での収集例（2012年2〜8月）

しびれの部位	年齢性	詳しい表現	疾患・病態	備考
後頭部	59M	圧迫されるような	後頭神経痛＋肩こり	多数あり
顔面	53F	ヒリヒリ	皮膚疾患（未確定）	
	66M	麻酔をかけられたよう	悪性リンパ腫の三叉神経波及	
	64F	ビリビリ	三叉神経障害	
	45M	表現できない	nd	
（眼窩周囲）	51M	疼く	nd	
（口囲）	74M	ビリビリ	陳旧性視床梗塞	
（口囲）	65M	ビリっと→違和感	nd	
（頬部）	27F	ビリビリ	nd	
上肢遠位	83M	しびれて動かしにくい	脳梗塞（皮質）	
	69F	鈍くて力が入れにくい	脳梗塞（皮質）	
	65M	痛いような	頸椎症（神経根）	
	64M	鈍く麻痺している	頸椎椎間板症	
	62M	ピリピリと痛い	頸椎症	
	49M	ズーズーする	頸椎症（脊柱管狭窄）	
	43F	圧されるよう	頸椎症（神経根）	
	43F	痛いくらい	頸椎症	
	28M	皮一枚隔てられている	頸椎椎間板症	
	41M	痛いくらい	引き抜き損傷	
	65F	ピリピリ	ビタミンB_{12}欠乏症	
	43F	ビリビリ＋鈍麻	手根管症候群	多数あり
	87F	ジンジン（＋腫れ）	正中神経障害	
上肢近位	89M	しびれて冷たい	頸椎症（神経根）	
体幹	65M	（帯状）違和感	糖尿病性体幹ニューロパチー	
	58F	違和感・寒気	頸椎椎間板症	
	56M	濡れている・不快	NMO	
（肩甲骨部）	48F	ビリビリ	頸椎椎間板症＋心因	
下肢	75M	氷水から出して風を当てる	restless legs症候群	
	72F	ジンジン	restless legs症候群	
	47F	ムズムズ	restless legs症候群（貧血）	
	75F	チリチリ・痒い・違和感	NMO	
	71M	鈍い・冷たい・ジーン	閉塞性動脈硬化症	
	69F	攣るような	腰椎椎間板症	
	68M	剥がれるような	腰椎椎間板症	
	58M	ジーン	腰椎椎間板症（＋梨状筋？）	
	57M	刺されるような	腰椎椎間板症	
	84F	重苦しい	nd	
	79F	火照り	小径ニューロパチー疑い	
（大腿前面）	45M	焼けつくよう	異常感覚性大腿神経痛	
（足底）	70F	ビリビリ	足根管症候群	
（足底）	53F	ビリビリ（立つとジンジン）	足根管症候群	
（母趾腹側）	64M	感じない	局所での圧迫	
片側上下肢	76F	だるさ	脳梗塞	
	73M	脱力感	脳梗塞	

（つづく）

Table 1 つづき

しびれの部位	年齢性	詳しい表現	疾患・病態	備考
四肢	65M	重い	脳梗塞	
	25F	ジンジン・違和感	過換気症候群	
	76M	ビリビリ・力が入らない	頸椎椎間板症	
	74M	ビリビリ	頸椎外傷	
	70F	重苦しい	Parkinson病	
	50F	表現できない	薬物性(向精神薬)	
	32M	ジンジン・ヒリヒリ	心気神経症	
	27F	ジリジリ	全身強皮症	
	38F	鈍い	nd	
複数箇所	73F	ビリビリ・ピリピリ	多発単ニューロパチー	
(片側の手と口)	70M	鈍い・ビリビリ	視床梗塞	

(注)「しびれ」を主訴に初診した症例であり,「痛い」が主のものは除外してある. NMO＝視神経脊髄炎；nd＝画像検査や神経伝導検査, 血液検査などに異常がみられず, 心因性とも断定できない状態.
(福武敏夫：しびれ感者の診察：10プラス1のTIPS. 治療 95：525-530, 2013)

という訴えによく対応する．しかし，しばしば pins-and-needles feeling(チクチク，針で刺されたよう)とか burning(焼け付く)，tingling(ヒリヒリ)と表現される異常感覚を伴う．そのほか，患者によっては(軽い)脱力感を「しびれ」ということがあり，これは上述の辞書的な原義にかなっている．さらに「うずく」「針で刺される」「焼け付くよう」と表現される場合は，痛みに分類するほうが適切かもしれないが，痛みとしびれとを画然と区別するのは困難であり，しばしば訴えが互いに移行する．このほか，「かゆみ」は「掻かずにはいられない行動を引き起こす不快な感覚」であり，「しびれ」とは区別されるが，背景の病態機序が同一もしくは近縁にある．さらに，食物連鎖で大型魚に蓄積するシガテラ毒によって生じる"dry ice-like sensation"(ドライアイス様感覚)も独特の「しびれ」である[6].

3 しびれ(感)の原因・病態・疾患

しびれの原因をキーワード paresthesia にてインターネットで検索すると，多くのサイトにおいて，5つの最もよくある原因として，obdormition(長時間の圧迫後の無感覚)，panic attack(hyperventilation)〔パニック発作(過換気)〕，dehydration(脱水)，inadequate blood supply(循環不全)，nervous system

COLUMN Tinel 徴候

　Tinel 徴候の発見者である Jules Tinel(1879～1952)はフランスのルーアン出身であり，医師になってのち，Joseph Dejerine(1849～1917)の影響を受けて神経学を専攻するようになり，神経梅毒の研究にて博士号を取得した．第一次大戦が勃発した頃から，外傷による末梢神経損傷に興味をもつようになった．その当時，神経障害に関連した感覚異常やしびれについては知られていたが，臨床的・診断的意義があるとは考えられていなかった．Tinel は精力的な臨床研究によって，傷害された神経を叩くことでしびれ(ビリビリ感)が生じることと，神経鞘を失ったままの傷害神経において進行する再生がこの徴候のさらに末梢で生じることを発見した．この徴候は Tinel の数か月前にドイツのPaul Hoffmann(1884～1962)が記載しているが，Tinel の記述のほうが詳細で洞察に富んでいる．Tinel は痛みとしびれをはっきりと区別し，しびれが高い予後予測的価値を有していること，再生の徴候であること，もししびれが進行しなくなったら，神経再生の力学的な障壁の徴候であり，外科的処置が必要であることを発見し，しびれが運動神経の再生の徴候でもあることも予見している．Tinel はその後，頭蓋内圧や自律神経の研究(ヒスタミンの血管への影響や脳の血液灌流の制御)を行った．1945 年に引退し，1947 年に脳梗塞により失語症を患ったが回復し，1952 年に心不全にて亡くなった．

COLUMN シガテラ中毒

　シガテラ中毒は有毒の熱帯性魚類を摂食することで生じる疼痛性症候群であり，胃腸障害に引き続き四肢のしびれや瘙痒，特異な冷覚過敏，すなわち冷覚アロディニアないし"dry ice-like sensation"などが生じ，数か月続く．冷覚過敏ではわずかな冷温が強い突き刺すような，焼け付くような痛みを生じさせる．シガテラ中毒の原因は渦鞭毛藻類の *Gambierdiscus toxicus* であり，ナトリウムチャネルの強い作動物質である[7]．これを食べた小魚を次々と大きな魚が食べることによって生体濃縮をきたし，毒素を蓄積した大型魚を摂食することで発症する．もともと南洋で発生していたが，近年では本州でもみられる．

disorders(神経系疾患)が挙げられている．しびれの自覚は脳でなされるのであるが，このように，しびれの1次的原因が神経系にあるとは限らないことを理解しておく必要がある．また，神経系のなかでも末梢神経から大脳中枢に至る感覚神経系にある場合と，それ以外の運動系，自律神経系に求められる場合や，原因不明のもの，心因性のものがある．これらを整理すると Table 2 のようになる．心因性というときに注意すべきは，しびれにおいても痛みと同様に，侵害受容性(感覚性)の要素とともに，常に侵害防御性(運動や行動で軽減しうること)，認知性(理解力・表現力で差異が生じること)，情動-感情性の要素が関与していることに思いをいたすべきことである(Fig. 1)[8]．心因性のしびれに限らずすべてのしびれにこれらが関与していると思われるが，情動-感情にかかわる脳部位は前部帯状回，後部帯状回，内側前頭葉，前部島皮質，視

Table 2 しびれの原因・病態・疾患(下線で示すものは各論で解説されている)

◆1次的原因が神経系以外の場合
・脱水
・血行障害(例：閉塞性動脈硬化症)
・局所の組織障害(例：皮膚炎)
・代謝性疾患(例：低血糖，電解質異常)，内分泌疾患(例：甲状腺機能低下症)，血液疾患(例：貧血，真性多血症)，更年期障害
・薬物副作用の一部
・過換気症候群
◆1次的原因が感覚神経系にある場合
・末梢神経障害〔例：絞扼性ニューロパチー(手根管症候群，異常感覚性大腿神経痛[外側大腿皮神経障害]，足根管症候群)，糖尿病性ニューロパチー，遺伝性ニューロパチー，帯状疱疹，アミロイドニューロパチー，小径線維ニューロパチー，変形性脊椎症性神経根症，腕神経叢障害，転移性腫瘍/傍腫瘍性症候群(numb chin 症候群)，ヒ素中毒，薬剤副作用の一部〕
・脊髄病変(例：多発性硬化症，視神経脊髄炎，脊髄炎，脊髄空洞症，頸椎症性脊髄症)
・脳幹病変(例：延髄外側症候群，三叉神経入口部病変)
・視床病変(例：視床梗塞/出血後)
・大脳病変(例：脳梗塞，脳出血，てんかん，脳挫傷)
◆1次的原因が感覚神経系以外の神経系にある場合
・筋・筋膜疾患(例：多発筋炎，好酸球性筋膜炎)
・運動ニューロン疾患(例：筋萎縮性側索硬化症，Guillain-Barré 症候群)
・自律神経障害(例：無汗症)
・錐体外路疾患(例：Parkinson 病)
◆その他・原因不明
・restless legs 症候群
・薬物副作用の一部
・心因性

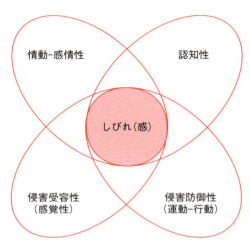

Fig 1　しびれ(感)をめぐる4つの要素
(Neugebauer V, Galhardo V, Maione S et al : Forebrain pain mechanisms. Brain Res Rev 60 : 226-242, 2009 の「痛みをめぐる4つの要素」の図を改変)

床，尾状核などであり，認知にかかわるのは側頭葉，頭頂葉などである．しびれの原因が末梢にあっても，その様相，強弱には大脳が深くかかわっている．

《小括》
① 「しびれ」は日常語であり，その意味するところは多様で，人・時・場所で異なる．
② 「正座後のしびれ」といってもその意味するところは同じとは限らない．
③ 「しびれ」の自覚は脳でなされるが，その1次的原因が感覚神経系にあるとは限らない．
④ 「しびれ」について判断するうえで，侵害受容性(感覚性)の要素とともに，常に侵害防御性(運動や行動で軽減しうること)，認知性(理解力・表現力で差異が生じること)，情動-感情性の要素が関与していることの理解が必要である．

COLUMN 代表的な内科的原因によるしびれ（感）

- ▶ASO（Arteriosclerosis Obliterans：閉塞性動脈硬化症）：血行（循環）障害によりしびれをきたす代表的疾患である．塞栓や血栓によって急性に動脈が閉塞すると，遠位組織の高度の虚血による劇的な症状が出現する．有名な警告症状は5Psとして知られる．すなわち，pallor（蒼白），pain（疼痛），pulseless（脈拍消失），paralysis（運動麻痺），paresthesia（しびれ）である．類縁のバージャー（Buerger）病は，四肢（主として下肢）の末梢動脈の内膜の炎症により動脈の閉塞をきたし，血行障害が生じる疾患で，閉塞性血栓血管炎とも呼ばれる．虚血性の皮膚潰瘍や間欠性跛行，安静時のしびれ・疼痛をきたす．喫煙による血管収縮でしびれが増強する．
- ▶レイノー（Raynaud）現象/症候群：寒冷刺激や精神的緊張により，四肢末梢の小動脈に過度の攣縮が生じ，指（趾）先が蒼白・暗紫色になり，冷感，灼熱痛，しびれ感をきたす現象/症候群である．攣縮の機序は十分に判明していないが，交感神経の刺激や副交感神経中枢の異常が想定されている．全身性強皮症（PSS）や全身性エリテマトーデス（SLE）などの膠原病，バージャー病などの閉塞性動脈疾患，胸郭出口症候群など神経圧迫による病態，振動性外傷（チェインソー取扱者・タイピストなど）による病態，脳卒中やニューロパチー（手根管症候群）などの神経疾患，多血症などの血液疾患，重金属中毒，悪性腫瘍などが原因となる．原因不明のものはレイノー病と呼ばれ，若い虚弱な女性にみられることが多い．
- ▶鉄欠乏性貧血：倦怠感，顔面蒼白，異食（氷や灰，ボール紙など）など有名な症状以外に，しびれ（感）をきたすことがある．二次性restless legs症候群の原因でもあるが，その診断基準を満たさない「貧血に伴うしびれ」に鉄剤補給が奏功することがある．
- ▶ビタミンB_1欠乏症：ビタミンB_1欠乏症では，四肢脱力（脚気）と過活動性心不全（脚気心）が有名であるが，しびれをきたすことは古くから知られている．『病源候論』（巣元方，610年）【山下政三「脚気の歴史」東大出版会，1983年】には「その症状は膝から脚に至り，知覚鈍麻あるいは麻痺，あるいはむずむず虫の這うような異常感，あるいは趾，膝，脛の冷感，あるいは脚が屈弱して歩けず，あるいは節々の痛み，あるいは筋肉が弛緩して意のごとくならず，あるいは筋の痙攣（後略）」という記載がある．
- ▶ビタミンB_{12}欠乏症：亜急性脊髄連合変性症をきたす疾患であるが，初発症状は両手のしびれのことが多い．
- ▶真性多血症：神経症状としては頭痛と浮動性めまいが多いが，最末梢循環障害により，しびれや肢端紅痛症，時にTIAをきたす．
- ▶低血糖：しびれは低血糖による中枢性ないし交感神経性の症状である．インスリノーマによる反復性低血糖では周期性の脱力やめまい，口囲のしびれが生じる．
- ▶甲状腺機能低下症：しびれは半数の患者にみられるコモンな症状である．甲状腺ホルモンは髄鞘形成にかかわっているので，その欠乏は早期から感覚症状や感覚・運動性ニューロパチーをきたす．進行すると，ムコ多糖類の組織

内蓄積から手根管症候群を始めとする単ニューロパチーをきたしやすくなる．
▶関節リウマチ：口渇，痒み，しびれは頻度の高い訴えである．頸椎病変，特に環軸亜脱臼をきたせば，両手のしびれや頸部痛が生じる．
▶シェーグレン症候群：末梢性ニューロパチーを起こしやすく，しばしば焼け付くような・ジンジンするしびれが四肢や顔面にみられる．
▶MCTD（Mixed Connective Tissue Disease：混合性結合組織病）：特徴的に三叉神経領域のしびれを伴うことがある．

● 文献

1) Suzuki DT, Grigliatti T, Williamson R : Temperature-sensitive mutations in Drosophila melanogaster. VII. A mutation (para-ts) causing reversible adult paralysis. Proc Natl Acad Sci USA 68 : 890-893, 1971
2) 楽天 BLOG 萬華鏡：しびり．http://plaza.rakuten.co.jp/seimeifan/004003/
3) 福武敏夫：しびれ．神経症状の診かた・考えかた―General Neurology のすすめ―．医学書院，東京，2014，p92-132
4) 福武敏夫：しびれ患者の診察：10 プラス 1 の TIPS．治療 95 : 525-530, 2013
5) Pietrzak K, Grzybowski A, Kaczmarczyk J : Jules Tinel (1879-1952). J Neurol 263 : 1471-1472, 2016
6) 日本神経学会用語委員会編：神経学用語集 改訂第 3 版．文光堂，東京，2008
7) Patel R, Brice NL, Lewis RJ et al : Ionic mechanisms of spinal neuronal cold hypersensitivity in ciguatera. Eur J Neurosci 42 : 3004-3011, 2015
8) Neugebauer V, Galhardo V, Maione S et al : Forebrain pain mechanisms. Brain Res Rev 60 : 226-242, 2009

【COI 情報】
・福武敏夫：なし

（福武敏夫）

第Ⅱ章 しびれ感の解剖・生理学

1 はじめに

　しびれは日常診療において最も多い症状の1つである．しびれを訴える患者を診療するうえでの第1段階は，「しびれ」の意味する事象を正確に解釈することである．しびれは「末梢神経から大脳までの感覚神経伝導路の障害によって起こる自発性異常感覚であり，そのなかでも非疼痛性のもの」を指す．患者はしばしば麻痺（筋力低下），振戦，筋痛・筋けいれん，関節に起因するこわばり，などを「しびれ」と表現することがある．したがって，まず訴えの内容が「異常感覚」であるかどうかを確かめる必要がある．次に，その異常感覚の内容が「痛み」か「しびれ感」のどちらかであるかを問診で確認する．

　体性感覚は触・圧覚系と疼痛系に大別され，触・圧覚は末梢神経から中枢神経まで大径有髄線維を介して伝達される．すなわち末梢大径有髄感覚線維（Aβ線維），脊髄後索，内側毛帯系を介し大脳感覚野に至る触・圧覚系の伝導路のどこかに生じる異常自発発射によってしびれが起こる．一方，痛み（神経障害性疼痛）は小径有髄線維・無髄線維により伝達され，疼痛性異常感覚（痛み）は皮膚の自由神経終末，末梢小径線維（Aδ，C線維），脊髄視床路を介して感覚野に至る疼痛系経路の障害により生じる．したがって患者の訴える異常感覚がしびれ（非疼痛性）か痛みかによって，障害されている神経線維が大径線維系か小径線維系かを判断することができる．しびれのなかでもその内容は，「ピリピリ感」「ジンジン感」「何かが付着している」などの訴えが多く，これらの異常感覚はそれぞれの原因となる神経線維や皮膚受容器と対応している（Table 1）．

　例外的に三叉神経痛や脊髄神経根性疼痛では「ビリッと瞬間的に走る」異常感覚が痛みとして表現されるが，異常感覚の発生源は大径線維が主体である．患者の訴える自発性異常感覚の本体が何であるかについては，問診からのみ得られるものである．上記の原則を意識して問診することによって，障害されている神経線維や受容器を推定することが可能である[1]．

Table 1　各種のしびれ（異常感覚）とそれに対応する皮膚の感覚受容器・神経線維

異常感覚	受容器	神経線維
ピリピリ感（tingling）	Meissner 小体	大径有髄線維（Aβ）
ジンジン感（buzzing）	Pacini 小体	大径有髄線維（Aβ）
圧迫感（pressure）	Merkel 触覚板	大径有髄線維（Aβ）
チクチク感（pricking pain）	自由終末	小径有髄線維（Aδ）
灼熱痛（burning pain）	自由終末	無髄線維（C）

2　しびれ感の神経生理学

1）正常人が経験するしびれ

　正常人においても正座や末梢神経を圧迫するような姿位により，ジンジン感やピリピリ感などのしびれはしばしば経験される．これらのしびれ感は，末梢神経軸索のNa-Kポンプの活性の変化による神経軸索の静止膜電位により説明できる．HodgkinとHuxleyが実験に用いたヤリイカの神経では，Na-KポンプはNaイオンを1つ組み出し，Kイオン1つを軸索内に入れる．すなわちポンプが活動しても膜電位の変化は生じない（中性ポンプ）．これに対して哺乳類のNa-KポンプはNaイオンを3つ出して，Kイオンを2つ軸索内に流入させる．すなわちポンプが働くと，プラスイオン1つ分が余分に軸索外に流出するために膜電位は過分極側に偏倚する．このことからポンプは「電気原性（electrogenic）ポンプ」とよばれる[2]．虚血はこのポンプの活性を低下させることにより，膜電位を脱分極側にシフトさせて軸索興奮性を増大させることになる．

　正座中には虚血によって下肢末梢神経軸索内のアデノシン三リン酸adenosine triphosphate（ATP）が低下してNa-Kポンプの活性低下が生じ，神経線維の静止膜電位は脱分極側に偏倚する．この際，膜電位が閾値に近づくことになるので，自発性発射が起こりやすくなる．これが「正座中」に生じるしびれ感の発生メカニズムである．一部の神経は脱分極性ブロックに陥ることにより，感覚低下や運動麻痺が起こる．これらは立ち上がろうとした瞬間に自覚される．正座中に足に生じるしびれ感は「ジンジン感」であることが多い．本格的に足のしびれ感が生じるのは正座の解除後から十数秒たってからであり，強いピリピリ感が始まり，やや遅れてチクチクした感覚が生じる．これらの「正座

後」のしびれは，虚血解除後にリバウンドによりNa-Kポンプの活性亢進が起こり，神経の膜電位が過分極側に偏倚するため，Kイオンの濃度勾配が部分的に逆転することにより内向きK電流が生じて神経軸索に異所性の発射（活動電位）が生じるために起こる．このように正常人が経験する虚血およびその解除後に生じる異常感覚の発生機序は，かなり解明されている[1,2]．

2）神経障害におけるしびれの発生機序

末梢神経障害に伴うしびれ感は，障害された軸索の興奮性増大によって生じる．Waller変性，dying-back変性にかかわらず，末梢神経では変性した軸索の近位部から軸索再生が起こる．この再生軸索にはNaチャネルが強発現しており，内向きの持続性Na電流は著明に増加する．内向きNa電流はプラスイオンの流入であるので，静止膜電位は脱分極側に偏倚する．そのために軸索興奮性は増大して自発発射に至る．また，残存する軸索から側芽形成により再支配が起こる際にも側芽軸索の先端にはやはりNaチャネルの強発現が起こり，同じ理由により軸索興奮性が増大して自発発射が生じる[3]．

このような神経障害後におけるイオンチャネルの発現変化と，それに伴う軸索興奮性増大が自発性異常感覚の発生機序であり，「しびれ感」「疼痛」はともに共通した現象である．ただし慢性疼痛の場合は大脳辺縁系を介した情動変化を伴い，大脳レベルでの変化を伴って（中枢性感作）難治性となることが多いのに対して，しびれ感では中枢性感作の要素は少ないと考えられている．

3 しびれの解剖学：性状と皮膚受容器の対応

正座や虚血により誘発される異常感覚には，「ジンジン感」「ピリピリ感」「チクチク感」「圧迫感」の4種が存在し，それぞれに対応する受容器と神経線維が同定されている[1]．Table 1に示すように皮膚の感覚受容器にはMeissner小体，Pacini小体，Merkel触覚板，Ruffini小体と自由終末が存在する．Fig. 1に感覚受容器を示す．微小神経電図法により微小電気刺激を用いた正常人のデータから，これらの受容器が発射した際に生じる感覚がわかっている．

虚血中に感じるジンジン感は，Pacini小体を受容器とする大径有髄線維から

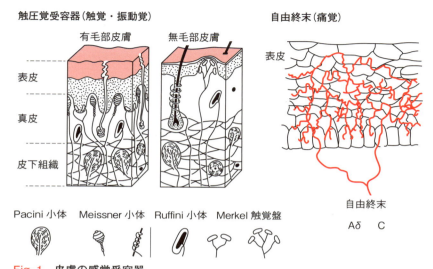

Fig. 1　皮膚の感覚受容器

生じる．これは Pacini 小体が本来，振動覚を伝えることとよく一致している．虚血解除後の「ピリピリ感」は Meissner 小体，「圧迫感」は Merkel 触覚板，「チクチク感」は小径有髄線維の自由終末から生じる．まとめると「ピリピリ感」「ジンジン感」「圧迫感」は大径有髄線維から，「チクチク感」および「痛み」は小径線維から生じることになる．

4　解剖・生理学を踏まえたしびれの問診

　上記の生理学的・解剖学的知見から，日常診療における問診では「正座の後で起こる足のしびれに似ていますか？」とまず尋ねることが実用的である．正座後に起こる「ピリピリ感」「ジンジン感」「チクチク感」に似ていると答える場合には，神経系に起因していることが確かめられ，さらに大径線維，小径線維のどちらに由来するかを確認できる．

　神経障害によりしびれを訴える患者の多くは，正常人が正座により誘発されて感じる異常感覚と共通したしびれ感を有している．しびれは神経軸索の自発

発射によって生じるので，正常人における虚血で誘発されるしびれと神経障害による自発発射によるしびれは，少なくとも部分的に共通した発生機序を有している[3,4]．この観点からは虚血による異常感覚を自分で経験しておくと，患者にしびれの性質について問診する際に非常に有用である．虚血による異常感覚を経験する最も簡便な方法としては，上腕を血圧計のマンシェットで虚血にする方法がある．収縮期血圧より 30 mmHg 高い圧で 10 分間の虚血を行うと，正座における下肢しびれと同様の時系列で複数のしびれを経験することができる．虚血中にはまず手掌部全体に，振動に類似したジンジンした自発性感覚が生じる．虚血を解除すると十数秒後から指先を中心に強いピリピリ感が起こり，やや遅れてチクチク感や圧迫感が生じる．いずれも数分間で減弱〜消失する．この感触を自分で覚えておくと，しびれを訴える患者への問診に際して非常に参考になることを強調しておきたい．

5 おわりに

しびれの鑑別診断のすべては詳細な問診から行うことができる．第 1 に，運

COLUMN　過換気症候群におけるしびれ

過換気症候群では末梢神経軸索の興奮性が増大して自発発射が起こることにより，しびれや筋けいれんが生じる．この機序は，副甲状腺機能低下症におけるイオン化 Ca の低下による軸索興奮性の増大とは全く異なる．軸索に発現する Na チャネルのうち，運動神経では 1%，感覚神経では 2.5% の Na チャネルが静止膜電位において開口しており，持続性 Na チャネルとよばれる．持続性 Na チャネルは pH 依存性が非常に強く，アシドーシスにより抑制され，逆にアルカローシスにより著明に活性化される．すなわち過換気症候群では，呼吸性アルカローシスのために神経軸索の持続性 Na チャネルの活性化が生じ，この内向き Na 電流によって軸索レベルで自発性異所性発射が起こる．上述のように持続性 Na チャネルの発現は，感覚神経軸索のほうが運動神経軸索に比べて高いので先にしびれ感が生じ，その後に運動神経筋けいれんが起こることになる．

動麻痺や振戦ではなく異常感覚であることを確かめれば，感覚神経系に病変が存在することがわかる．第2に，しびれの性状を同定できれば障害神経の種類を知ることができる．さらに，しびれの分布によって解剖学的診断が可能となる．これらの解剖・生理学を踏まえた問診による情報によってしびれの鑑別診断を行うことにより，はじめて有効な補助検査を選択することが可能となり，ひいては臨床診断への早道であることを認識しておくことは日常診療において非常に有用である．また，問診から診断に至る臨床神経学の醍醐味であるといえる．

● 文献

1) Burke D : Microneurography, impulse conduction, and paresthesias. Muscle Nerve 16 : 1025-1032, 1993
2) Mogyoros I, Bostock H, Burke D : Mechanisms of paresthesias arising from healthy axons. Muscle Nerve 23 : 310-320, 2000
3) Kuwabara S, Misawa S : Axonal ionic pathophysiology in human peripheral neuropathy and motor neuron disease. Curr Neurovasc Res 1 : 373-379, 2004
4) 桑原聡：しびれの臨床：しびれの鑑別診断．日医師会誌 140：800-802, 2011

【COI 情報】
・桑原　聡：なし

(桑原　聡)

第Ⅲ章 しびれ感の評価

1 はじめに

「しびれ感」の臨床的評価の手段は，①症状，すなわち自覚症状と病歴の評価，②徴候，すなわち神経所見を中心とした身体所見の評価，③補助検査の3つからなる．これらについてエビデンスとしての研究があるものは多くなく，case-control study，case series や expert opinion が中心となる．

2 病歴

本人の自覚するしびれ感について，その言葉の意味する本態，しびれ感の分布，増悪・軽減因子，さらにはその時間経過などの詳細な病歴情報を得ることが推奨される（**C**）．

1） しびれ感の本態

「しびれ」とは多義語であり，「痺れ」とも書かれることからわかるように，感覚障害を指すとは限らず，運動障害を「しびれ」と表現する患者も多い．したがって，「しびれ」診療の第一歩は，「しびれ」という言葉で患者が表現している自覚症状が何かを明らかにすることである．日本語の豊富な語彙のなかでの言い換えを促すことによって「しびれ」の性質が明らかになる．感覚障害領域の訴えとしては，「ビリビリする」「ピリピリする」「ジーンとする」「触った感じが鈍い」「一枚皮がかぶったよう」「足の裏に何かがくっついているよう」「砂利の上を歩いている感じ」などがある．このような言い換えを促しても，「しびれる」という表現を繰り返す患者もいる．その場合もあきらめず，さらにいろいろな言い換えのオプション，例えば，「もわーっとする」「違和感がある」などを提示して，本人の「しびれ」をぴったりと表す表現がないかを探してもらう．「シャワーで熱さを感じない」などの生活上で気づく点を尋ねるのもよい．「正座でし

びれたときのよう」と訴える患者も多いが，これも正座でしびれたときのどの感じを指すのかがまだ明確でないので，さらに言い換えてもらう必要がある．運動障害領域の訴えと判断されるときは，「力が入らない」「動きが悪い」などの言葉に置き換え，また，箸を使う，書字，鍵を回す，ペットボトルの蓋を開ける，洗濯バサミを開く，布団の上げ下ろし，階段昇降（昇と降のどちらが障害が強いか）などの具体的な動作障害がないかを尋ねる．

さらに，感覚障害が感覚鈍麻（感覚低下）・感覚過敏なのか，それとも異常感覚なのかを分類する．異常感覚である場合には，何もしなくても感じられる自発的異常感覚なのか，外から与えられた感覚刺激が変容する錯感覚なのかを区別して記載する．この自発的な異常感覚と錯感覚に，英語として dysesthesia, paresthesia のいずれをあてるべきかには議論があり[1]，注釈なしでこの2つの英単語を用いるのは避けるべきである．また異常感覚が痛みを伴う場合はそれを記載する．衣服による摩擦など，健常者であれば痛みと感じない程度のささいな刺激が強い痛みとして感じられる場合を allodynia（異痛症）とよぶ．

2）しびれ感の分布

自覚的な異常感覚の分布も有用な情報となる．手根管症候群 carpal tunnel syndrome（CTS）の自覚的な感覚障害の分布が正中神経領域にとどまらず，小指を含めた手全体に及ぶことがあり，小指側2本のしびれを訴えることさえあるので[2]（V），注意が必要である．また，CTSでも前腕，肘，肩などのしびれ感・違和感などを訴える proximal symptom の存在が知られており，近位の症状があるからCTSではないと即断してはいけない[2]（V）．

頸椎症による手のしびれは髄節に応じて何本かの指に限局するのが原則だが，中高位頸椎の脊髄症では，手全体のしびれ感となることもある．また頸椎症で四肢遠位部にしびれ感を生じ，多発ニューロパチーと紛らわしいこともあり，偽多発神経炎型とよばれる[3]（V）．頸椎症では頸部・肩に加え，背部・肩甲間部に痛みを感じることが多いのも特徴的であり，脊髄神経後枝の支配が下方まで延びているためとされる．その部位から障害髄節を推測する試みもある[4]（V）．

3) しびれ感の増悪・軽減因子

どのような動作や状況でしびれ感が増悪・軽快するかという情報が，診断に有用な場合が多い．CTS では，起床時の増強，夜間覚醒，車や自転車の運転での増強や，しびれたときに振ると軽快する flick sign が特徴的である[5,6]（Ⅳb）．

頸椎症性神経根症のしびれ・痛みは，咳やくしゃみ，いきむなど静脈圧を上昇させる動作や頸部運動で増悪する．神経痛性筋萎縮症では上肢運動が誘発因子となり，上腕を内転内旋し肘を屈曲して体幹にくっつけて痛みを我慢する flexion-adduction sign が特徴的である[7]（Ⅵ）．

腰部脊柱管狭窄症では，一定時間（距離）歩き続けると痛みが強くなって歩けなくなり，座って休むと回復する間欠性跛行が特徴的である．自転車では腰部前屈位をとるために症状が出現せずいくらでも長く乗れることが特徴で，立位での休憩では回復しないこととともに，閉塞性動脈硬化症などによる血管性の間欠性跛行との鑑別点となる．

3 身体所見

神経学的診察は「しびれ感」の診断の中核的手段となる．感覚系の評価のほか，運動系，反射の評価が特に重要となる．神経学的診察は，系統的・網羅的に行う方法と，主訴の部位を中心に problem oriented に行う方法に大別される．一般に修練段階では系統的診察を行うべきだが，熟練者は problem oriented な方法を好む場合が多い．しかし，これには想定される疾患とその起こしうる症候についての十全の理解が必要となる．しびれ感を訴える患者について，病歴から考える疾患を想定しつつ，このような神経学的診察を行うことが推奨される（C）．以下，「しびれ感」を対象とする神経診察について，各機能系ごとに論じる．

1) 感覚障害

しびれ感の訴えのある部位の他覚的な感覚障害の診察が，神経学的評価の出発点となる．ただし，しびれ感があっても他覚的な感覚障害がないこともしばし

ばある．逆に，自覚症状としてのしびれ感のない部位に，調べてみると感覚鈍麻，特に痛覚低下・脱失などがある場合もあり，Wallenberg症候群，脊髄空洞症，近位型頸椎症性筋萎縮症 cervical spondylotic amyotrophy(CSA)でのC5領域の痛覚低下[8]（V）などがその代表である．痛覚，温度感覚，触覚，振動覚，位置覚などの各modalityを調べるが，触覚などの感覚刺激を与えたときの錯感覚も他覚的感覚障害の1つであり，患者の主訴との関連が強い場合も多く，忘れてはならない．感覚障害においては，その範囲の決定が診断に最も役立つものであり，いずれかのmodality（通常錯感覚，ないし触覚・痛覚低下）を用いて感覚障害範囲を明確にすることが，全modalityを細かくみるより有用な場合が多い．

　感覚障害の範囲が末梢神経（あるいはその分枝）の支配に一致するか，髄節性か（皮節dermatomeに対応するか），距離依存性か（多発ニューロパチーの特徴）どうかなどが診断に直結する．糖尿病性多発ニューロパチー diabetic polyneuropathy(DPN)は距離依存性となるために，必ず足先・足趾から感覚障害が始まる．末梢神経支配の代表として，CTSでは環指で正中神経支配である橈側のみが障害され，尺骨神経支配である環指尺側は正常という"ring-finger splitting"の所見がみられる．手の尺側の感覚障害においては，尺骨神経背側皮枝(dorsal cutaneous branch)に支配される手背尺側の感覚障害の有無が局在診断のために有用である．環指尺側，小指，手掌尺側に感覚障害があるにもかかわらず，手背尺側が正常な場合には，手首部尺骨神経障害 ulnar neuropathy at the wrist(UNW)（Guyon管症候群）の可能性が高くなる．下肢では頻度の高いL5神経根症と腓骨神経麻痺とが，いずれも下腿外側と足背を主とする類似の分布を示す．L5障害では足底内側前半部にまで障害が広がる場合が多く，鑑別に役立つ．

2) 反射

　腱反射は入力が感覚神経(Ia線維)，中枢は脊髄，出力は運動神経で，その反射弓のどこの障害でも低下・消失するが，特に感覚神経の時間的分散に鋭敏に反応して低下するので，Guillain-Barré症候群(GBS)（特に脱髄型）や慢性炎症性脱髄性多発根ニューロパチー chronic inflammatory demyelinating polyneuropathy（CIDP）などの脱髄性ニューロパチーで早期から低下・消失する．ただし，軸索型 GBS acute motor axonal neuropathy（AMAN）では腱反射亢進を示す場合がある[9]（Ⅳb）．DPN においても，大径線維優位に障害され，かつ若干の脱髄があるために，反射は低下する．特に最も軸索長の長いアキレス腱反射が早期に低下を示し，診断基準にも採用されている[10]（Ⅵ）．頸椎症では，上腕二頭筋反射（C5＞C6 支配），上腕三頭筋反射（C7 支配），指屈筋反射，すなわち，Trömner 徴候・Hoffmann 徴候〔T1＞C8 支配；浅指屈筋，正中神経支配の深指屈筋，長母指屈筋がいずれも T1 優位の支配であるため[11]（Ⅳb）〕の間で解離があることを見いだすことが，直ちに診断に結びつく場合が多い．もちろん腱反射亢進や Babinski 徴候などの錐体路徴候があれば，それに応じた障害局在を考えることになる．

3）筋力低下

しびれ感に運動障害も伴う場合は，筋力低下の分布を詳細に検討することで，多くの場合正しい局在診断を下すことができる．そのためには，各筋の末梢神経支配，筋節支配についての正確な知識が不可欠である．近位型 CSA と神経痛性筋萎縮症との鑑別[8]（Ⅴ），遠位型 CSA と後骨間神経麻痺（を呈する神経痛性筋萎縮症）や尺骨神経麻痺との鑑別[8]（Ⅴ），腓骨神経麻痺と L5 神経根症の鑑別[12]（Ⅵ）などにおいて，いずれも筋力低下の分布の検討がキーとなる．ヒステリー性麻痺（転換性障害）においても筋力低下の分布や性質が診断に役立つ[13]（Ⅵ）．

4）局所所見と誘発テスト

脊椎，末梢神経など障害局所での種々の徴候や，種々の誘発手技は，系統的神経診察のなかでは忘れられがちだが，しびれ感の原因特定に有用なものが多い．CTS では，Phalen 徴候，Tinel 徴候，carpal compression test などが用いられる[14]（Ⅳb）．Tinel 徴候は，その他の種々の絞扼・圧迫性ニューロパチー，神経再生過程の評価においても重要な徴候となる．頸椎症では頸椎の可動域制限，Jackson 徴候，Spurling 徴候などが重要であり，特に Spurling 徴候は頸椎症性神経根症の有力な診断根拠となる．腰仙骨神経根障害において

は，神経伸展徴候である Lasègue 徴候，神経根圧迫の徴候である Kemp 徴候などが用いられる．L4 以上，大腿神経を主体とする高位腰神経根での障害は，femoral nerve stretch sign がみられる[15]（**Ⅳb**）．これらの神経伸展徴候は根の物理的圧迫以外に，GBS，CIDP，血管炎などでも陽性となる．胸郭出口症候群 thoracic outlet syndrome（TOS）診断のための誘発試験として，Adson 試験，Wright 試験，Roos の3分間挙上負荷試験などさまざまな誘発試験が記載されてきたが，これらの手技の特異度は低いとされており[16]（**Ⅳb**），TOS の概念そのものも含め疑問視されている[17]（**Ⅵ**）．

5）その他の身体所見

　想定される疾患に応じて上記以外の神経所見，一般内科的所見も重要となる場合がある．脳神経では瞳孔所見が脊髄癆，Adie 症候群を伴うニューロパチー[18]（**Ⅴ**）などにおいて重要となる．Sjögren 症候群，サルコイドーシス，その他の種々の膠原病，傍腫瘍性など，ニューロパチーや脊髄障害を呈しうる内科的疾患では，それぞれの疾患が呈しうる身体所見に注意を払う．急性発症のしびれ・痛みでは帯状疱疹も頻度の高いものである．

4　補助検査

　しびれ感の評価のための補助検査としては，画像検査と電気生理学的検査が2つの大きな手法となる．このうち，神経内科医の特段の技術を要せず結果が得られる画像検査が広く用いられる傾向にあるが，画像は機能を見ることができないという限界があることに留意すべきである．また，特に脊椎 MRI では健常者でも異常所見を呈するという偽陽性の率が高く，所見の特異度が低い．このため臨床的検討をおろそかにして MRI のみに頼った診療を行うと，誤診を招く可能性が高い[12]（**Ⅵ**）．臨床症候を gold standard として，MRI と電気診断の感度特異度を比較した研究が少数あり，1つは頸部ないし腰仙部神経根症において MRI と針筋電図を比較した研究[19]（**Ⅳb**），もう1つは頸椎症性脊髄症において MRI と体性感覚誘発電位 somatosensory evoked potentials（SEP）を比較した研究である[20]（**Ⅳb**）．両者とも，感度においては同等，特異度は電

気生理のほうが高いという結果を得ており，上記の推測を裏付ける．

いずれにしても，想定される疾患に応じた，適切な画像検査，電気生理検査，その他種々の検査を行うことが推奨される(**C**)．

1) 画像検査

しびれ感の評価のために用いられる画像検査としては，脊椎や頭部の MRI が代表的であり，種々の疾患の評価に有用であることは間違いないが，前記の限界もある．感度に関しても，前述の研究でも神経根症での感度は約 60％ にとどまり[19]（**Ⅳb**)，画像所見が明確でない神経根症はあると考えられる．CSA においても画像所見が明確でない例があることは知られており，感度5割前後とするデータも示されている[8]（**Ⅳb**)．脊髄造影後 CT はより詳細な形態が描出できるとして整形外科医にはかなり用いられているが，神経内科領域での施行は少なくなっている．

神経超音波検査は，末梢神経・筋を非侵襲的に評価する方法として近年利用が広まっている．特に CTS 診断において多くの研究がなされ，ガイドラインも出されて，診断的有用性と電気診断を補完する役割，CTS 患者の構造病変を検出する意義などが示されている[21]（**Ⅳb**)．また，神経痛性筋萎縮症においても末梢神経の腫大と狭窄（砂時計様くびれ）が診断に有用であることが示されてきている[22]（**Ⅴ**)．多巣性運動ニューロパチー multifocal motor neuropathy (MMN) と筋萎縮性側索硬化症の鑑別にも利用されている[23]（**Ⅳb**)．

2) 電気生理学的検査

電気生理学的手法は機能を見ることができる点が利点であり，感覚障害，筋力低下などの患者の臨床症候と直接対応する所見を得られる可能性がある[12]（**Ⅵ**)．すなわち，しびれ感を呈する患者が，感覚脱失・高度の感覚鈍麻を呈している場合，神経伝導検査 nerve conduction study (NCS) における感覚神経活動電位 sensory nerve action potential (SNAP) を評価するとよい．通常のニューロパチーが感覚障害の原因である場合には，SNAP 振幅は低下する．SNAP 振幅が正常な場合には，SEP によって感覚障害の原因病巣がどこであるかの局在ができる．CTS をはじめとする絞扼・圧迫性ニューロパチー（**Fig.**

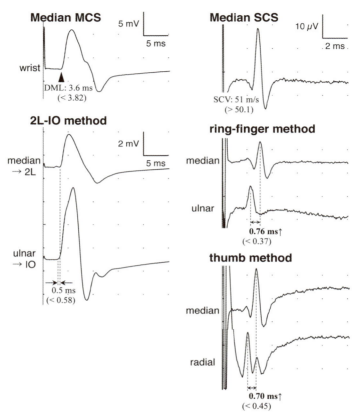

Fig. 1 手根管症候群(CTS)の神経伝導検査
右手のしびれを主訴として受診した60代女性．しびれは朝方に強く，夜間覚醒もあり．自転車に乗るとしびれる，しびれると手を振りたくなるなど，典型的なCTSの病歴を有していた．右手での神経伝導検査を示す．当科での正常値を括弧内に記した．本例では，ルーチンの運動神経伝導検査(MCS)の運動遠位潜時(DML)，示指～手関節間の感覚神経伝導検査(SCS)，さらに虫様筋骨間筋比較法(2L-IO method)は正常だが，環指比較法(ring-finger method)と母指比較法(thumb method)で異常となった．これらの鋭敏な比較法によってCTSの異常の検出感度が高まる[6]．

1），DPN，GBS・CIDP・MMN などの免疫性ニューロパチーなど，末梢神経障害における NCS の有用性は確立されている．慢性の母指球萎縮と手指筋力低下をきたす真の神経性胸郭出口症候群も，NCS によって確定診断できる(**Fig.**

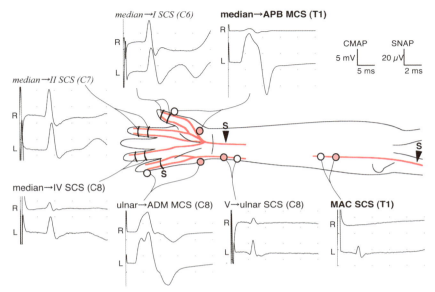

Fig. 2 真の神経性胸郭出口症候群の神経伝導検査
右手の筋萎縮を主訴とした19歳男性．患側(右)健側(左)の波形を各神経で並べて提示した．各検査法のあとの括弧内に支配髄節も記載した．T1支配の正中神経運動神経伝導検査(MCS)と内側前腕皮神経(MAC)の感覚神経伝導検査(SCS)が最も強く障害され，C8支配の尺骨神経MCS・SCS，正中神経刺激環指記録SCSの障害がこれに次ぎ，C6・C7支配の正中神経刺激母指・示指記録SCSは障害されていない．
〔園生雅弘，安藤哲朗，内堀歩ほか：True neurogenic thoracic outlet syndrome(TOS)の臨床的・電気生理学的特徴．臨床神経生理学 40：131-139, 2012 より許可を得て引用〕

2)[24~26] (**V**)．頸椎腰椎の神経根症においては傍脊柱筋を含む針筋電図が有用である[19, 27] (**Ⅳb**)．

3) その他の検査

抗体検査(GBSでのガングリオシド抗体，MAG抗体 myelin-associated glycoprotein，Sjögren症候群をはじめとする膠原病の抗体，傍腫瘍性症候群における神経抗体，視神経脊髄炎のアクアポリン抗体など)，免疫電気泳動やM蛋白(Crow-Fukase症候群やMAGニューロパチー)，B_1，B_{12}などのビタミン，その他種々の，しびれ感をきたしうる疾患に関係する血液検査が診断の手がかりとなる場合がある．脳脊髄液検査も種々の情報を与える．特にSjögren症候

群は自覚症状を欠く場合もあるので，口唇生検まで含む積極的検索を行うとよい場合がある．末梢神経生検は侵襲が高いが，血管炎，サルコイドニューロパチー，アミロイドニューロパチーなどが疑われる場合には適応となりうる．単に脱髄性か軸索性かを知りたいだけのために神経生検を行うべきではない[28]（Ⅳb）．

● 文献

1) 日本神経学会用語委員会編：神経学用語集 改訂第3版．文光堂，東京，2008，凡例15-16
2) Stevens JC, Smith BE, Weaver AL et al：Symptoms of 100 patients with electromyographically verified carpal tunnel syndrome. Muscle Nerve 22：1448-1456, 1999
3) 吉山容正，得丸幸夫，服部孝道ほか：偽多発神経炎型感覚障害を呈する頚椎症性脊髄症．臨床神経 35：141-146, 1995
4) Tanaka Y, Kokubun S, Sato T et al：Cervical roots as origin of pain in the neck or scapular regions. Spine 31：E568-E573, 2006
5) Pryse-Phillips WE：Validation of a diagnostic sign in carpal tunnel syndrome. J Neurol Neurosurg Psychiatry 47：870-872, 1984
6) 小林祥泰，内尾祐司，桑原聡ほか：標準的神経治療：手根管症候群（CTS）．神経治療学 25：63-84, 2008
7) Waxman SG：The flexion-adduction sign in neuralgic amyotrophy. Neurology 29：1301-1304, 1979
8) 園生雅弘：頚椎症性筋萎縮症．Brain and Nerve 68：509-519, 2016
9) Kuwabara S, Ogawara K, Koga M et al：Hyperreflexia in Guillain-Barré syndrome：relation with acute motor axonal neuropathy and anti-GM1 antibody. J Neurol Neurosurg Psychiatry 67：180-184, 1999
10) 糖尿病性神経障害を考える会：糖尿病性多発神経障害（distal symmetric polyneuropathy）の簡易診断基準．末梢神経 14：225-227, 2003
11) Chiba T, Konoeda F, Higashihara M et al：C8 and T1 innervation of forearm muscles. Clin Neurophysiol 126：637-642, 2015
12) 園生雅弘：脊椎脊髄疾患の電気診断による鑑別．脊髄外科 25：14-22, 2011
13) 園生雅弘：ヒステリー（転換性障害）の神経学．Brain Nerve 66：863-871, 2014
14) Durkan JA：The carpal-compression test. An instrumented device for diagnosing carpal tunnel syndrome. Orthop Rev 23：522-525, 1994
15) Kido T, Okuyama K, Chiba M et al：Clinical diagnosis of upper lumbar disc herniation：Pain and/or numbness distribution are more useful for appropriate level diagnosis. J Orthop Sci 21：419-424, 2016
16) Nord KM, Kapoor P, Fisher J et al：False positive rate of thoracic outlet syndrome diagnostic maneuvers. Electromyogr Clin Neurophysiol 48：67-74, 2008
17) Wilbourn AJ：Thoracic outlet syndrome is overdiagnosed. Muscle Nerve 22：130-136, 1999
18) Griffin JW, Cornblath DR, Alexander E et al：Ataxic sensory neuropathy and dorsal

root ganglionitis associated with Sjögren's syndrome. Ann Neurol 27 : 304-315, 1990
19) Nardin RA, Patel MR, Gudas TF et al : Electromyography and magnetic resonance imaging in the evaluation of radiculopathy. Muscle Nerve 22 : 151-155, 1999
20) Nakai S, Sonoo M, Shimizu T : Somatosensory evoked potentials (SEPs) for the evaluation of cervical spondylotic myelopathy : utility of the onset-latency parameters. Clin Neurophysiol 119 : 2396-2404, 2008
21) Cartwright MS, Hobson-Webb LD, Boon AJ et al : Evidence-based guideline : neuromuscular ultrasound for the diagnosis of carpal tunnel syndrome. Muscle Nerve 46 : 287-293, 2012
22) Arányi Z, Csillik A, Dévay K et al : Ultrasonographic identification of nerve pathology in neuralgic amyotrophy : Enlargement, constriction, fascicular entwinement, and torsion. Muscle Nerve 52 : 503-511, 2015
23) Grimm A, Décard BF, Athanasopoulou I et al : Nerve ultrasound for differentiation between amyotrophic lateral sclerosis and multifocal motor neuropathy. J Neurol 262 : 870-880, 2015
24) Ferrante MA : Brachial plexopathies: classification, causes, and consequences. Muscle Nerve 30 : 547-568, 2004
25) Tsao BE, Ferrante MA, Wilbourn AJ et al : Electrodiagnostic features of true neurogenic thoracic outlet syndrome. Muscle Nerve 49 : 724-727, 2014
26) 園生雅弘：胸郭出口症候群. Brain Nerve 66 : 1429-1439, 2014
27) Wilbourn AJ, Aminoff MJ : The electrodiagnostic examination in patients with radiculopathies. Muscle Nerve 21 : 1612-1631, 1998
28) Molenaar DSM, Vermeulen M, de Haan R : Diagnostic value of sural nerve biopsy in chronic inflammatory demyelinating polyneuropathy. J Neurol Neurosurg Psychiatry 64 : 84-89, 1998

【COI 情報】
・園生雅弘：エーザイ株式会社

(園生雅弘)

第Ⅳ章 しびれ感の主要な原因疾患

1 脳梗塞・脳出血

1 はじめに

　脳梗塞，脳出血による感覚障害は，運動障害よりも目立たない場合があるが，感覚障害のみの場合や，感覚障害の分布は，障害された部位の診断には重要である．また，感覚障害がリハビリテーションの阻害因子になる場合がある．

　患者が「しびれる」と訴える場合，必ずしも感覚の異常を訴えているとは限らず，感覚低下，感覚過敏，異常感覚のほかに，脱力を「しびれる」と表現する場合があるので注意を要する．

　本項では，感覚障害のうち，①脳梗塞・脳出血による障害部位と「しびれ感」（主に感覚過敏や異常感覚）の関連，②手口感覚症候群，③脳卒中後中枢性疼痛 central post-stroke pain（CPSP）について述べる．

2 脳梗塞・脳出血による障害部位と「しびれ感」

1) 延髄

a. 延髄外側症候群

　三叉神経脊髄路および核，疑核，迷走神経根，オリーブ小脳路，下小脳脚，外側脊髄視床路が障害される．病変側の顔面と反対側の体幹や上下肢に交叉性の温痛覚鈍麻・消失をきたす．病初期から顔面の強い自発痛，しびれ感をきたすことがある．病変側では，小脳失調，Horner 症候群，軟口蓋・咽頭・喉頭の麻痺（嚥下障害，嗄声，構音障害）をきたす．めまい，吃逆，嘔気・嘔吐，回旋性眼振，複視などを伴うことがある．症状は病巣によって多彩な組み合わせがある (Fig. 1)[1]．

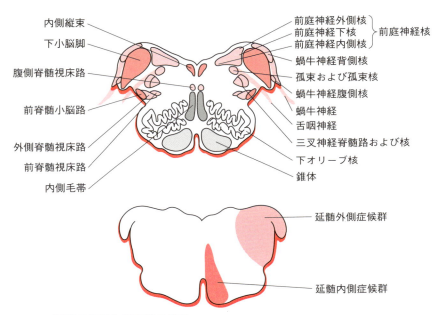

Fig. 1 延髄の解剖と梗塞巣の分布
(後藤文男,天野隆宏:小脳と脳幹 延髄.臨床のための神経機能解剖学.p66-67,中外医学社,東京,1992より一部改変)

b. 延髄内側症候群

病変側の舌下神経麻痺と反対側の片麻痺が特徴である.内側毛帯が障害されるとヒリヒリ感や深部感覚障害をきたすことがある(Fig. 1)[2].

2) 橋

梗塞や出血で,三叉神経領域の感覚低下や異常感覚[3],三叉神経痛を生じる[4,5]ことが報告されている.

3) 視床

「視床痛」は,耐え難い持続的な異常感覚(ジンジン,ビリビリなど)と,痛覚低下があるにもかかわらず痛みの刺激の強さが一定閾値を超えたときに生じる耐え難い持続性の痛みを特徴とする.視床出血や梗塞の後遺症として,反対側

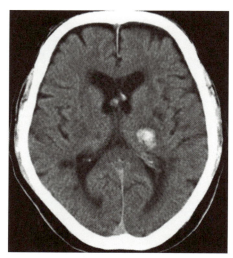

Fig. 2 左視床出血による視床痛
60歳代男性．突然の右片麻痺を自覚して緊急搬送された．右不全片麻痺と右半身の感覚低下を認めた．頭部CTを行い左視床出血と診断し，血圧を管理した．3週間後頃から右手掌にビリビリする異常感覚が出現し，視床痛と考えられた．

に生じる(Fig. 2)．

4) 大脳白質

　内包や放線冠など，視床から大脳皮質への投射線維が障害されると感覚障害をきたす．

5) 大脳皮質

　大脳皮質病変(島尾側と頭頂弁蓋部)の病変で視床痛に類似した症状を呈することが報告されている[6]．

3 手口感覚症候群

　手口感覚症候群 cheiro-oral syndrome は，一側の口唇周囲から頬部のしび

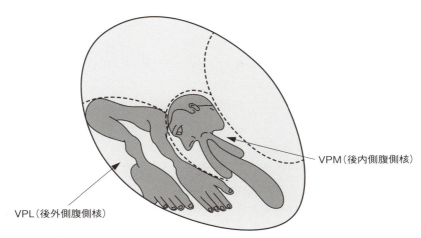

Fig. 3 視床のホムンクルス
(後藤文男,天野隆弘:知覚系 顔面知覚路. 臨床のための神経機能解剖学. 中外医学社, 東京, 1992, p22 より一部改変)

Table 1 手口感覚症候群の病変部位別の特徴

	自発的感覚障害	他覚的感覚障害	合併症候
大脳皮質(中心後回下部)	しびれ感, 蟻走感	一般にまれ 時に表在・深部感覚障害	けいれん発作, 失語, 半盲 (手口に限局した感覚障害と運動麻痺がある場合は「手口感覚運動症候群」ともよばれる)
大脳白質(内包や放線冠)	しびれ感	温痛覚・触覚鈍麻が多い 時に振動覚鈍麻もみられる 偽性神経根型のことがある	患側不全片麻痺(顔面手優位) 患側の腱反射亢進 構音障害
視床	しびれ感 自発痛	温痛覚・触覚鈍麻が多い 全感覚障害もある 無障害のこともある 自発痛部に痛覚過敏を伴う	足の感覚障害 半盲・失読・失認など(後大脳動脈閉塞を合併する場合) 視床症候群
脳幹(橋, 中脳)	しびれ感 まれに自発痛	触覚鈍麻が多い 深部感覚障害を伴うことが多い 温痛覚鈍麻は少ない	回転性めまい, 眼振 複視(眼筋麻痺) 運動失調 両側性症候(両側傍正中病変)

(平山惠造:9章 顔面の症候, III. 顔面の感覚障害. 神経症候学 改訂第二版 I. 文光堂, 東京, 2006, p396-420 より一部改変)

れと同側の手指(橈側)のしびれが急速に発症するもので，同側の足のしびれを伴うこともある(cheiro-oral-pedal syndrome)．症状と反対側の視床後外側腹側核 nucleus ventralis posterolateralis thalami(VPL)と後内側腹側核 nucleus ventralis posteromedialis thalami(VPM)の境界領域の病変で生じ，この部位の脳梗塞や脳出血が原因となる．視床の感覚中継核で，口周囲と手指や足趾を支配する領域が隣接している(Fig. 3)ため，このような症状の分布となる[7]．視床痛様の自発痛や痛覚過敏を呈することがある．視床以外でも生ずることがあり，大脳皮質(中心後回)，放線冠，橋被蓋の内側毛帯，延髄の病巣が報告されている[8,9] (Table 1)．代表症例を提示する(Fig. 4)．本症例は発症5時間後の MRI 拡散強調画像では病巣の特定ができなかったが，症候が手口感覚症候群であり，視床梗塞と考え，急性期脳梗塞の治療を開始した．第4病日の MRI 拡散強調画像で左視床に脳梗塞病巣を確認した．

4 脳卒中後中枢性疼痛(CPSP)

　脳卒中後中枢性疼痛では，痛みとしびれ感の両方を伴うことがあり，難治性疼痛の代表的疾患の1つである．視床を含む脳損傷が原因となる視床痛や，延髄外側梗塞が原因となる場合がある．また，前述のように，内包や放線冠などの障害でも生ずることがある．症状は，「灼熱痛」や「引き裂くような疼痛」が持続し，アロディニア，異常感覚，感覚過敏，感覚鈍麻などが認められることが

COLUMN　しびれと視床

　視床は多くの核から構成されていて，後腹側核(外側後腹側核，内側後腹側核)が，体性感覚の中継に関与する．後腹側核を灌流するのは，視床膝状体動脈で後大脳動脈から分岐する．この視床膝状体動脈の閉塞による脳梗塞や，破綻による脳出血が多いので視床の脳血管障害で感覚障害がよくみられる．手口感覚症候群などの「しびれ」を呈し，分布が特徴的である．「手がしびれる」という訴えで受診していても，口唇周囲や頬部，足に「しびれ」があるかどうか，詳細に質問したり診察したりすることで，病巣の推定を行うことができる．

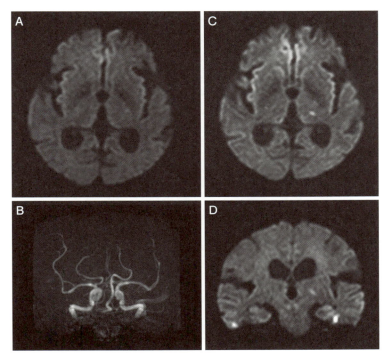

Fig. 4 手口感覚症候群の症例
70歳代女性．夕食中に右前腕のしびれ感を自覚し，その後，右顔面（口唇周囲，頬部）にも同様の症状が広がった．発症5時間後の頭部MRI拡散強調画像（A）では急性期脳梗塞は認めず，MRA（B）でも明らかな狭窄や閉塞病変はなかった．画像で病巣は同定できないものの，経過と症候から急性期脳梗塞を考え，抗血栓療法を開始した．症状は安定していた．第4病日のMRI拡散強調画像（C：水平断，D：冠状断）で左視床（後腹側核）に急性期脳梗塞病巣を確認した．

多い．脊髄視床路とそれに関連する神経回路の損傷が起きると，刺激が温痛覚閾値を超えると広範で激しい誘発痛が起こることや，痛み以外の刺激に対して激しい誘発痛が起こることがあるとされる．痛みの求心路が中枢神経系で遮断されたあとに発生する求心路遮断痛と考えられているが，その病態は十分には解明されていない．

　脳卒中後中枢性疼痛の頻度は，8%前後と報告されている[10,11]．脳卒中発症後数週間～数か月経過して生ずることがあるため，急性期治療を終えたあとに

Table 2 脳卒中後中枢性疼痛に対する対応

1	脳卒中後の中枢性疼痛に対して，pregabalin は有効であり勧められる	レベルⅡ	グレードB
2	脳卒中後の中枢性疼痛に対して，amitriptyline, lamotrigine, clonazepam, gabapentin, carbamazepine, mexiletine が有効であるとの報告があり，使用を考慮してもよい	レベルⅢ	グレードC1*
3	薬剤無効例に対して，反復頭蓋内磁気刺激が，疼痛を軽減させるという報告が増えており，行うことを考慮してもよい	レベルⅢ	グレードC1*
4	薬剤無効例に対して，外科的手術療法として脊髄電気刺激療法や大脳皮質電気刺激療法が疼痛を軽減させる可能性があるので，行うことを考慮してもよい	レベルⅢ	グレードC1*

*：行うことを考慮してもよいが，十分な科学的根拠がない〔脳卒中の recommendation grade に関する本委員会の分類〕
（日本脳卒中学会脳卒中ガイドライン委員会編：脳卒中治療ガイドライン2015. 協和企画，東京，2015，p301-302 より一部改変）

生ずる症状でもある．また，脳卒中発症者の30～40%はうつ状態を合併し[12,13)]，これが疼痛やしびれ感の一因ともなる．

脳卒中後中枢性疼痛は，多くの場合，治療に対して難治性であり，また，非ステロイド性抗炎症薬（NSAIDs）に対し反応性が乏しい．「脳卒中治療ガイドライン2015」[14)]では，脳卒中後中枢性疼痛に対する対応として Table 2 のように記されている．

なお，エビデンスのある薬剤でも数週間をかけて漸増し，最大投与量に達してから3～4週間維持して初めて治療効果の判定を行うことが通常であり，即効性を期待し安易に次々と薬剤を変更すべきでない[15)]とされる．

臨床上，注意する点として，脳卒中後に上肢に発生する疼痛の場合は，中枢性疼痛以外に，肩手症候群，肩関節周囲炎，胸郭出口症候群などとの鑑別が挙げられる．

● 文献

1）後藤文男，天野隆弘：小脳と脳幹．延髄．臨床のための神経機能解剖学．中外医学社，東京，p66-67, 1992
2）Kim JS, Kim HG, Chung CS：Medial medullary syndrome. Report of 18 new patients and a review of the literature. Stroke 26：1548-1552, 1995

3) Holtzman RN, Zablozki V, Yang WC et al : Lateral pontine tegmental hemorrhage presenting as isolated trigeminal sensory neuropathy. Neurology 37 : 704-706, 1987
4) Kim JB, Yu S : Neurological picture. Trigeminal neuralgia after pontine infarction affecting the ipsilateral trigeminal nerve. J Neurol Neurosurg Psychiatry 84 : 881-882, 2013
5) Kim JS, Kang JH, Lee MC : Trigeminal neuralgia after pontine infarction. Neurology 51 : 1511-1512, 1998
6) Schmahmann JD, Leifer D : Parietal pseudothalamic pain syndrome. Clinical features and anatomic correlates. Arch Neurol 49 : 1032-1037, 1992
7) 後藤文男, 天野隆宏：知覚系 顔面知覚路. 臨床のための神経機能解剖学. 中外医学社, 東京, p20-21, 1992
8) Chen WH : Cheiro-oral syndrome : a clinical analysis and review of literature. Yonsei Med J 50 : 777-783, 2009
9) 平山惠造：9章 顔面の症候, III. 顔面の感覚障害. 神経症候学 改訂第二版Ⅰ. 文光堂, 東京, p396-420, 2006
10) Andersen G, Vestergaard K, Ingeman-Nielsen M et al : Incidence of central poststroke pain. Pain 61 : 187-193, 1995
11) Klit H, Finnerup NB, Andersen G et al : Central poststroke pain: a population-based study. Pain 152 : 818-824, 2011
12) Hackett ML, Yapa C, Parag V et al : Frequency of depression after stroke. A systematic review of observational studies. Stroke 36 : 1330-1340, 2005
13) Burvill PW, Johnson GA, Glader EL et al : Prevalence of depression after stroke : the Perth Community Stroke Study. Br J Psychiatry 166 : 320-327, 1995
14) 日本脳卒中学会脳卒中ガイドライン委員会編：脳卒中治療ガイドライン 2015. 協和企画, 東京, p301-302, 2015
15) 神経治療学会治療指針作成委員会編：標準的神経治療：慢性疼痛. 神経治療 27 : 591-622, 2010

【COI 情報】
・河野浩之：なし
・橋本洋一郎：ファイザー株式会社, エーザイ株式会社, 大塚製薬株式会社, ブリストル・マイヤーズ スクイブ株式会社, 第一三共株式会社, バイエル薬品株式会社, MSD 株式会社, アストラゼネカ株式会社

〈河野浩之・橋本洋一郎〉

第Ⅳ章　しびれ感の主要な原因疾患

2 頸椎症

1 はじめに

　頸椎症は，大規模な疫学的調査はないが，手のしびれ感をきたす原因疾患のなかでは手根管症候群とともに2大主要疾患で，中高年男性では最も頻度が高い疾患と思われる．頸椎症による神経障害には脊髄症と神経根症があり，両者は病態や症候が異なるので分けて論ずる．

2 頸椎症性脊髄症

1）発症要因と病態

　頸髄の静的および動的圧迫に加えて，2次的循環障害が関与して発症するとされる．静的圧迫因子としては頸椎の加齢性変化（椎間板膨隆，骨棘形成）とともに，素因として発育性脊柱管狭窄 developmental spinal canal stenosis（Fig.

COLUMN　頸椎症性脊髄症診断における単純X線機能撮影の重要性

　脊椎・脊髄疾患の画像診断にはMRIが有用であるが，脊椎の変性疾患である頸椎症においては，単純X線による評価が必須である．発育性脊柱管狭窄の有無は単純X線側面像で，椎体の前後径と脊柱管前後径の比（Torg-Pavlov比）を観察したり，関節突起前縁と椎体後縁との位置関係や関節突起後縁と棘突起前縁との位置関係に注目して評価する（Fig. 1）．MRIは仰臥位での撮像のため，生理的alignmentでの脊椎・脊髄の関係や，頸椎の屈曲・伸展時の脊髄の動的圧迫（Fig. 2）の評価ができないという限界がある．そのため頸椎単純X線側面機能撮影で，立位での頸椎alignmentと屈曲・伸展位でのその変化や，椎体のすべりなど脊椎間不安定性による動的脊柱管狭窄（Fig. 3）の有無について評価を行い，MRI所見を補足して診断しなければならない．

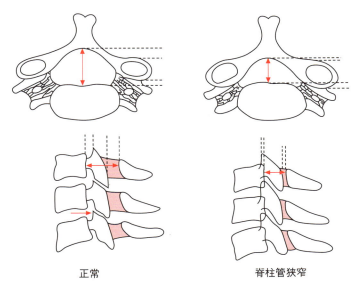

Fig. 1 正常脊柱管と発育性脊柱管狭窄の画像上の特徴
発育性脊柱管狭窄では,椎体後縁と棘突起前縁との距離で示される脊柱管前後径(矢印)が狭小化している.また関節突起前縁は椎体後縁より前方に位置しており,関節突起後縁 articulo-pillar line と棘突起前縁 spino-laminar line とがより近接している.

1)が重要である(Ⅳb-B)[1].頸椎の屈曲・伸展に伴う動的圧迫因子としては,頸椎伸展時の椎間板膨隆の増強と黄色靭帯の陥入による前後からの脊髄圧迫 pincers mechanism(Fig. 2)や,頸椎伸展時の椎体の後方すべりなどの椎間不安定性による動的脊柱管狭窄 dynamic spinal canal stenosis(Fig. 3)が重要な発症要因となる(Ⅳb-C)[1].

脊髄症の責任椎間レベルについては C5/6 が最も頻度が高く,次いで C4/5,C3/4,C6/7 レベルの順である[2].高齢者では下位頸椎レベルの頸椎症性変化による可動域制限から,上位椎間レベルでの椎間不安定性が生じて,C3/4,C4/5 レベルでの障害頻度が高くなるという特徴がある(Ⅳb-C)[1].

2) 神経症候

本症は通常,手のしびれ感で発症し,手指の巧緻運動障害,次いで歩行障害

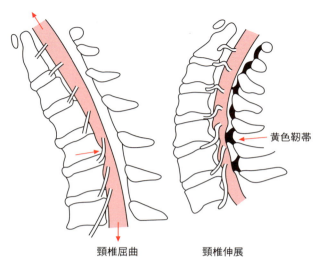

Fig. 2 頸椎屈曲・伸展による脊髄の動的圧迫
左：頸椎屈曲時；脊髄は上方に移動し長軸方向へ伸張され，神経根も牽引される．同時に脊髄は前方へ移動し，脊髄前面が骨棘や膨隆した椎間板に密着する(over-stretch mechanism)．
右：頸椎伸展時；椎間板膨隆の増強と黄色靱帯のゆるみ陥入により，脊髄は前後から挟みうちされるように圧迫される(pincers mechanism)．

（初期は階段の下降に支障をきたす）が出現し，下肢から体幹の感覚障害，膀胱直腸障害をきたすに至る．病変部位の広がりと神経症候との対応について，服部ら[3]は3型に分類し，Ⅰ型は障害髄節中心部の灰白質病変で上肢の髄節性の感覚・運動障害のみ，Ⅱ型は病変が側索の錐体路に及び下肢の痙性が加わり，さらにⅢ型は病変が前側索の脊髄視床路にも及び下肢から体幹の感覚障害が生じ，この順序で進行するとした．手指のしびれ感は，従来から脊髄後角病変による髄節症候として説明されてきたが，この理論には臨床的，病理学的に不合理な点もあり，後索の楔状束病変の関与が示唆されている[4]．

3) しびれ感，感覚障害の頻度

Kokubunら[2]の306例の報告では，手指のしびれ感で初発した例が68％で最も多く，下肢のしびれ感で初発したものが12％であった．鎌田ら[5]の229例

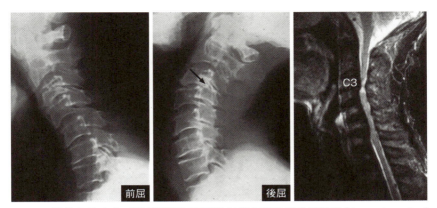

Fig. 3 椎体の後方すべり（椎間不安定性）に伴う動的脊柱管狭窄（dynamic spinal canal stenosis）による脊髄障害

頸椎単純X線（左，中）では頸椎伸展時にC3椎体の後方すべりが増強し（矢印），脊柱管の狭窄が増強する（動的脊柱管狭窄）．頸椎MRI（右；T2強調画像；頸椎中間位）ではC3/4からC6/7レベルまで脊髄圧迫を認めるが，C3/4レベルで最も強く，同レベルで脊髄実質病変を反映する髄内高信号を認める．

の報告では，初発症状として手指しびれ感が64％と最も多く，次いで歩行障害が16％で，頸肩腕痛などの痛みは8％と少なく，手術例については術前95％の例にしびれ感を認めている．Machinoら[6]の520例（80％に歩行障害を伴う中等症から重症例）の報告では，術前上肢の感覚障害（大部分が重度）を89％に，下肢および体幹の感覚障害をそれぞれ57％，48％に認めている．すなわち，通常の定型的な頸椎症性脊髄症では大半の例で上肢の感覚障害を伴う．感覚障害を欠き，上肢の髄節性分布の筋力低下・筋萎縮を主徴とする特殊病型が頸椎症性筋萎縮である．またC6/7（時にC5/6）レベルの脊髄症では上肢症候を欠き，下肢症候のみを呈する例もある．それぞれの頻度は不明である．

4) 上肢の感覚障害分布からの神経学的レベル診断

画像上の無症候性脊髄圧迫が多く認められるため，本症の診断には神経学的な責任病巣レベルと画像上の病変レベルが一致することが重要となる[1]．手指のしびれ感，感覚障害，筋力低下の分布や腱反射のパターンにより，ある程度レベル診断が可能で（V-C）[1]，国分[7]や平林ら[8]により頸髄症の神経学的レベ

椎間高位	C3/4	C4/5	C5/6	C6/7
反射	BTR ↑ TTR ↑	BTR ↓ or → TTR ↑	BTR → TTR ↓ or → F.F. ↑	BTR → TTR → F.F. ↓
最頭側 筋力低下	Deltoid	Biceps	Triceps or EDC	APB or ADM
感覚障害	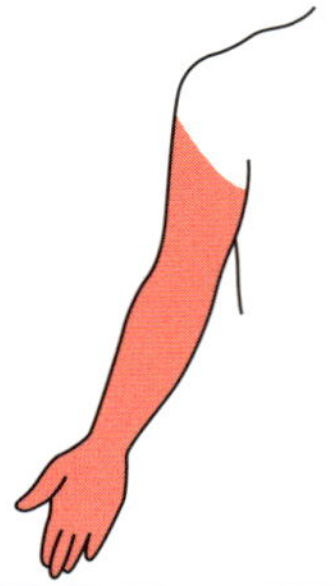	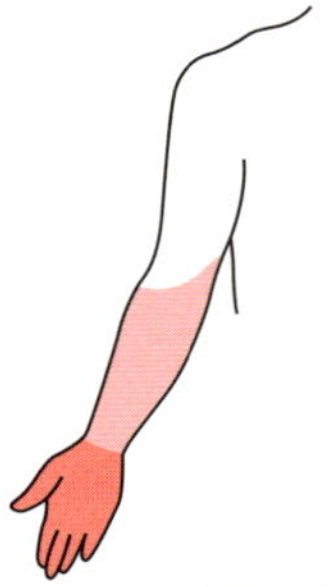	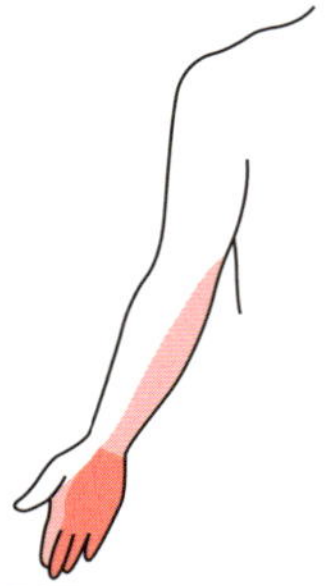	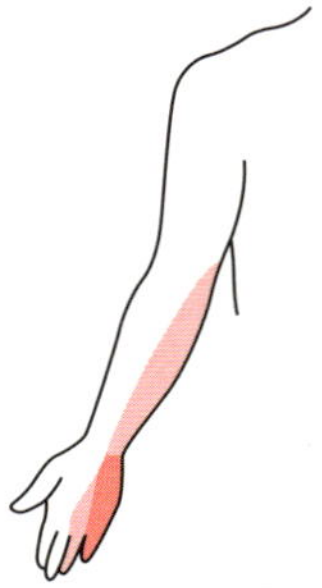

Fig. 4 頸椎症性脊髄症の神経学的レベル診断の指標

BTR：上腕二頭筋反射，TTR：上腕三頭筋反射，F.F.：手指屈筋反射，↑：亢進，→：正常，↓：減弱，ECD：指伸筋，APB：短母指外転筋，ADM：小指外転筋，濃い色アミ：より高度の感覚障害，薄い色アミ：軽度の感覚障害．
〔Seichi A, Takeshita K, Kawaguchi H et al：Neurologic level diagnosis of cervical stenotic myelopathy. Spine(Phila Pa 1976) 31：1338-1343, 2006 より作成〕

ル診断指標が提唱されている(Fig. 4)[9]．このなかで上肢のしびれ感および感覚障害の分布が，筋力低下や腱反射よりもレベル診断において信頼性が高いことが報告されている．Matsumotoら[10]による単椎間圧迫の頸髄症手術例50例の前向きの検討において，神経学的レベルと画像上の圧迫レベルの一致率は，自覚的しびれ感の分布で62％，痛覚障害分布で40％，腱反射で36％，筋力低下分布で19％，総合判断で66％であった．Seichiら[9]のMRIの髄内T2高信号レベルを責任レベルと定義した手術例106例の後ろ向き検討によると，神経学的レベル診断の精度は感覚障害分布で87％と最も高く，腱反射で83％，筋力低下分布で70％であった．

5) 深部感覚障害型頸椎症

両手のしびれ感を初発症状として，上肢の深部感覚および識別感覚の障害とこれによる手指の巧緻運動障害(numb, clumsy handと表現される)を主徴と

する特殊病型である[11,12]．主に C3/4（時に C4/5）レベルでの正中部脊髄圧迫（横断像で脊髄のブーメラン型変形を呈する）例でみられる．下肢の痙性麻痺や運動失調は目立たない．この病型[12]や正中部脊髄圧迫例[13]においては，胸部や腹部の締めつけ感（帯状絞扼感 girdle sensation）を呈することがあり，偽性局在徴候となる[14]．

6) 圧迫性頸髄症における下肢のしびれ感，感覚障害

下肢の感覚症候としては，脊髄圧迫の強い側（上肢の障害が強い側）優位に，両側足趾および足底の異常感覚が最初に出現し，下肢を上行し体幹に拡大するパターンが多い．両手と両下肢遠位部に感覚障害をきたすと「偽性多発神経炎型頸椎症」とよばれる症候となる[15]．これら下肢の異常感覚は従来，前側索を上行する脊髄視床路の障害で説明されてきたが[3]，後索の薄束の障害も責任病変として示唆されている[4]．

7) 治療

下肢症候を欠き，手のしびれ感のみを呈するような軽症例では，まず保存療法を試みる[16]（Ⅱ-B）[1]．軽症例に対する保存療法（装具療法，牽引療法，消炎

COLUMN　頸椎レベルと頸髄レベルの相対的位置関係

頸椎と頸髄の髄節レベルには約 1.5 髄節のずれがあり，C3/4 椎間は C5 髄節，C4/5 椎間は C6 髄節，C5/6 椎間は C7 髄節，C6/7 椎間は C8 髄節におおむね相当する．神経根はその髄節から 1.5 髄節下方・外側に走行して椎間孔から出る．例えば C5/6 椎間レベルでは，正中部病変では C7 髄節が圧迫され，外側部病変では C6 神経根が圧迫されることになる．

脊椎と脊髄の相対的位置関係については，従来の神経解剖学の図では教科書によって若干差がみられ，正確とはいえない．都築ら[17]による剖検例での検討では，前根糸付着部を指標とした運動髄節については上記のほぼ一定したレベル位置関係を示したが，後根糸付着部を指標とした感覚髄節については，運動髄節と一致する場合以外に運動髄節より 1/2 髄節ほど頭側にずれている例もみられる（Fig. 5）．

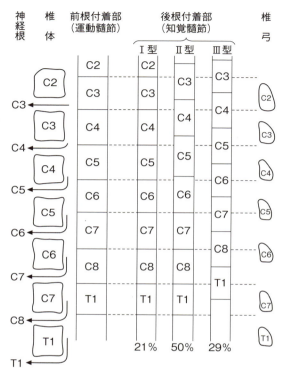

Fig. 5 頸椎椎体・椎弓と脊髄前根, 後根付着部の相対的高位

(都築暢之, 本田英義, 田中洋次郎:頸髄髄節および頸神経根の形態的変動とその臨床的意義. 整形外科 34:229, 1983 より許諾を得て改変し掲載)

鎮痛薬,生活指導)は短期的には有効であることが示されている[17] (Ⅱ-B)[1]. 歩行障害や手指の巧緻運動障害などの脊髄症状があり,しかも進行性あるいは長く持続する脊髄症や,軽症でも保存療法で効果がなく脊髄圧迫が強い青壮年者は,手術適応である(Ⅳb-C)[1].

8) 手のしびれ感,感覚障害の予後

 Machinoら[6]による520例の手術前後での症候の推移についての検討では,手の感覚症候は残存率が72.0%で,下肢の運動症候(残存率71.5%)とともに術

後も残存しやすいとしている．

3 頸部神経根症

1）発症要因と病態

　椎間板膨隆やヘルニア，Luschka関節や椎間関節の骨棘により，椎間孔部で神経根が圧迫されて生ずる．機械的圧迫とともに化学的刺激により神経根に炎症が惹起され，一側上肢の鋭い根性疼痛としびれ感が生ずるとされる．さらに循環障害などが加わり，髄鞘や軸索の変性が生じて感覚・運動障害をきたす．障害レベル別の頻度はC7神経根症が最も多く，次いでC6，C8，C5の順である[18〜21]．

2）神経症候の頻度と上肢の痛み・しびれ感の特徴

　症候として，上肢，頸部，肩甲骨周辺部の痛みと，上肢のしびれ感，感覚障害，筋力低下，腱反射異常がある場合，頸部神経根症が疑われる（Ⅳb-B）[22]が，これらすべてがそろうわけではない．Hendersonら[21]の736例の報告によると，症候に関して上肢痛（99.4％），頸部痛（79.7％），肩甲部痛（52.5％），前胸部痛（17.8％），頭痛（9.7％）がみられ，痛みまたはしびれ感は53.9％でデルマトームに沿った分布だったが，45.5％はびまん性または非デルマトーム性分布を呈した．痛みやしびれ感を欠いたのは0.6％で，他覚的痛覚異常は85.2％，当該神経根支配筋の筋力低下は68％，当該レベルの腱反射低下は71.2％に認められた．他覚的感覚障害について，Yossら[18]は100例中24例（24％），Radhakrishnanら[20]は561例中185例（33％）にしか認めていない．すなわち自覚的な痛みとしびれ感が目立つが，他覚的感覚障害がはっきりしないこともある．これは各神経根のデルマトーム支配に重なりがあることによるとされる．本症ではしびれ感や根性疼痛が，頸部伸展姿勢，咳・くしゃみ，努責で誘発・増強されることが特徴で，頸部を患側に側屈伸展して上から圧迫すると痛みとしびれが増強・放散するSpurlingテストや，上肢を挙上して手を頭部に乗せると，神経根の緊張がゆるみ，痛みやしびれが軽減する肩外転テスト[23]などの誘発テストが，感度はあまり高くないが特異度は高く[24]診断に有用である

(Ⅳb-C)[22]．

3）頸部から肩甲骨周辺部の疼痛

　田中ら[25,26]は，病変側の後頸部から肩甲骨周辺部の痛みで発症することが，全神経根症の73％と多く，上肢のしびれ感単独で発症したものは3％にすぎず[25]，この部位の痛みは神経根症を示唆する重要な症候で，脊髄症をはじめ他疾患との鑑別上も重視している．さらに痛みの部位が，C5，C6障害では肩甲上部，C7，C8障害では肩甲間部や肩甲骨部に多いとしている．この痛みは椎間板や椎間関節由来との説もあるが，神経根の除圧後改善がみられるため，神経根の直接圧迫が原因であろうとして，神経根性頸部痛とよんでいる．特殊な例としては一側の大胸筋部に疼痛が生じると，狭心症類似で cervical angina とよばれる[27]．多くは C7 神経根障害の場合で[25]，Ozgar ら[28]は，C7 神経根障害手術例241例の5％に前胸部の深部痛を認めている．

4）上肢のしびれ感や感覚障害を欠く頸部神経根症（＝前根障害型の頸椎症性筋萎縮症）

　上肢のしびれ感や感覚障害を伴わず頸部から肩甲骨周辺部の痛みのあと，一

COLUMN　頸部神経根症による「前根痛」

　神経根障害では刺すような鋭い痛みが，支配デルマトームに沿った分布で生ずる根性疼痛が特徴的である．一方，このような性質の痛みとは異なり，局所的な筋緊張や圧痛を伴い，同部に重だるい深部痛を伴うことも多く，偽性根痛とよばれることもある．その機序としては，前根刺激により筋に局所的緊張が生じ，筋内の感覚神経を介して，筋肉痛様の深部痛が支配筋に生ずるというもので，実験的にも証明されている[29]．これは交感神経活動亢進による筋の虚血および侵害受容器の感受性亢進や，筋紡錘からの入力増加による筋の反射性収縮などが関与して，一種の悪循環が形成されて生ずると考えられる．主に後根刺激による根性疼痛と区別して，「前根痛」または「筋節痛 myotomal pain」と表現してよいものである．先に述べた頸部から肩甲骨周囲の疼痛や cervical angina も，この前根刺激の機序で説明可能である．

Table 1 頸部神経根症における障害神経根のレベル診断指標

	C5	C6	C7	C8
頸部痛	肩甲上部	肩甲上部	肩甲間部/肩甲骨部	肩甲間部/肩甲骨部
上肢痛	なし/上腕外側	上腕外側	上肢後側	上肢内側
指のしびれと知覚障害*	なし	母指	示指/中指	小指
筋力低下	三角筋 (上腕二頭筋)	(三角筋) 上腕二頭筋	上腕三頭筋	(上腕三頭筋) 手内在筋
腱反射低下	上腕二頭筋	上腕二頭筋	上腕三頭筋	上腕三頭筋

*しびれ・知覚障害の最も強い指が指標となる.
〔田中靖久, 国分正一:頸部神経根症と頸部脊髄症の症候による診断. NEW MOOK 整形外科 No.6. 頸椎症(越智隆弘, 菊池臣一編), 金原出版, 東京, p30-38, 1999 より引用〕

側上肢の髄節性分布の筋力低下と筋萎縮をきたすと, 前根障害型の頸椎症性筋萎縮の病型をとる. 特に C5 神経根障害では, 頸部・肩甲骨周辺部の疼痛のあと, 上肢の挙上困難, 次いで上肢帯筋萎縮を呈するので, 神経痛性筋萎縮との鑑別が問題となる. 上腕外側の C5 デルマトームに軽微な感覚障害がみられることがあり, 注意して調べる.

5) 感覚症候からの障害神経根のレベル診断

頸部および肩甲骨周辺部の疼痛の部位, 上肢の根性疼痛の部位, 手指しびれ感と感覚障害の最も強い指から, 障害神経根のレベル診断がある程度できる[25] (Table 1). 先の Henderson ら[21]の報告では, 術前の神経学的レベルと手術所見での責任病巣レベルの一致率は 71.5% としている. また上肢の疼痛分布単独では責任レベルの診断はできず, 術前には必ず MRI や脊髄造影後 CT などの画像評価が必要である(Ⅳb-B)[22]. 同一レベルの神経根障害でも, 症例により

COLUMN 上肢筋の髄節支配

頸部神経根障害において筋力低下を伴う場合は, その分布を詳細に調べることが, レベル診断や他疾患との鑑別に重要である. 教科書によって筋節(myotome)の表に若干の相違があるが, ここでは臨床的および筋電図学的に最も信頼性の高い, 園生[30]による筋節表を提示する(Fig. 6).

神経	筋	C5	C6	C7	C8	T1
肩甲背神経	大菱形筋	●				
肩甲上神経	棘上筋	●	○			
肩甲上神経	棘下筋	●				
胸背神経	広背筋			●	○	
腋窩神経	三角筋	●				
筋皮神経	上腕二頭筋	●				
橈骨神経	上腕三頭筋		○	●	○	
橈骨神経	腕橈骨筋	●				
橈骨神経	長橈側手根伸筋	●	●			
橈骨神経	短橈側手根伸筋		●			
橈骨神経（後骨間神経）	指伸筋			●	●	
橈骨神経（後骨間神経）	尺側手根伸筋			●	●	
橈骨神経（後骨間神経）	長母指伸筋				●	
橈骨神経（後骨間神経）	短母指伸筋				●	
橈骨神経（後骨間神経）	示指伸筋				●	
正中神経	円回内筋		●	●		
正中神経	橈側手根屈筋		●	○		
正中神経	浅指屈筋					●
正中神経（前骨間神経）	深指屈筋（第一，二）				○	●
正中神経（前骨間神経）	長母指屈筋				○	●
正中神経（前骨間神経）	方形回内筋				○	●
正中神経	短母指外転筋					●
尺骨神経	尺側手根屈筋				●	●
尺骨神経	深指屈筋（第三，四）				●	
尺骨神経	小指外転筋				●	●
尺骨神経	背側骨間筋				●	●

Fig. 6　上肢の主要筋の筋節

濃い色アミ：主な支配根，薄い色アミ：補助的支配根．
（園生雅弘：胸郭出口症候群．Brain Nerve 66：1429-1439, 2014 より引用）

症候の多様性がみられるが，これは隣接神経根間の吻合や腕神経叢，末梢神経の個体差が原因とされる．

6）治療

頸部神経根症の症候は特別な治療なしでも，大部分の例で短期から長期のさまざまな経過で自然に回復していく[22]ので，保存療法が原則である．消炎鎮痛薬をはじめとした薬物療法や理学療法が施行されるが，十分なエビデンスはない．経椎間孔硬膜外ステロイド注射（いわゆる神経根ブロック）は，合併症に留意したうえで考慮してもよい（Ⅳb-C）[22]．手術療法は神経根症状の早期回復のためには考慮される（Ⅱ-B）[22]．

7）感覚障害の予後

手術例の予後については，Hendersonら[21]の報告によると上肢，頸部および肩甲骨周辺部の疼痛については約90～95％が消失し，運動障害の残存率が2.3％なのに対して，感覚障害の残存率は20.9％で，感覚障害は術後も残存しやすい症候といえる．

● 文献

1）日本整形外科学会，日本脊椎脊髄病学会監修：頸椎症性脊髄症 診療ガイドライン2015. 改訂第2版，南江堂，東京，2015
2）Kokubun S, Sato T, Ishii Y et al : Cervical myelopathy in the Japanese. Clin Orthop Relat Disord 323 : 129-138, 1996
3）服部奨，小山正信，早川宏ほか：頸部脊椎症性ミエロパチーの病態と病型．臨整外10 : 990-998, 1975
4）亀山隆：圧迫性頸髄症における手指のしびれ（自覚的異常感覚）の責任病巣はどこか？ 日常の臨床的観察からの考察．脊椎脊髄 25 : 971-980, 2012
5）鎌田修博，里見和彦：頸髄症の病型分類．MB Orthopaedics 10 : 1-6, 1997
6）Machino M, Yukawa Y, Hida T et al : The prevalence of pre-and postoperative symptoms in patients with cervical spondylotic myelopathy treated by cervical laminoplasty. Spine (Phila Pa 1976) 37 : E1383-E1388, 2012
7）国分正一：頸椎症性脊髄症における責任椎間高位の神経学的診断．臨整外 19 : 417-424, 1984
8）平林洌，里見和彦，若野紘一：単一椎間固定例からみた頸部脊椎症の神経症状—とくに頚髄症の高位診断について．臨整外 19 : 409-415, 1984
9）Seichi A, Takeshita K, Kawaguchi H et al : Neurologic level diagnosis of cervical ste-

notic myelopathy. Spine (Phila Pa 1976) 31 : 1338-1343, 2006
10) Matsumoto M, Ishikawa M, Ishii K et al : Usefulness of neurological examination for diagnosis of the affected level in patients with cervical compressive myelopathy : prospective comparative study with radiological evaluation. J Neurosurg Spine 2 : 535-539, 2005
11) Good DC, Couch JR, Wacaser L : "Numb, clumsy hands" and high cervical spondylosis. Surg Neurol 22 : 285-291, 1984
12) 中島雅士, 平山惠造：深部感覚障害型頸椎症の病態. 神経進歩 37 : 235-244, 1993
13) Ochiai H, Yamakawa Y, Minato S et al : Clinical features of the localized girdle sensation of mid-trunk (false localizing sign) appeared in cervical compressive myelopathy patients. J Neurol 249 : 549-553, 2002
14) 亀山隆：胸痛・腹痛を呈する内臓疾患と脊椎脊髄疾患との鑑別. 脊椎脊髄 18 : 463-468, 2005
15) 吉山容正, 得丸幸夫, 服部孝道ほか：偽多発神経炎型感覚障害を呈する頸椎症性脊髄症. 臨床神経 35 : 141-146, 1995
16) Kadanka Z, Bednarik J, Vohanka S et al : Conservative treatment versus surgery in spondylotic cervical myelopathy : a prospective randomized study. Eur Spine J 9 : 538-544 ; discussion 545-546, 2000
17) 都築暢之, 本田英義, 田中洋次郎：頸髄髄節および頸神経根の形態的変動とその臨床的意義. 整形外科 34 : 229-235, 1983
18) Yoss RE, Corbin KB, MacCarty CS et al : Significance of symptoms and signs in localization of involved root in cervical disc protrusion. Neurology 7 : 673-683, 1957
19) Murphey F, Simmons JCH, Brunson B : Surgical treatment of laterally ruptured cervical disc. Review of 648 cases, 1939 to 1972. J Neurosurg 38 : 679-683, 1973
20) Radhakrishnan K, Litchy WJ, O'Fallon WM et al : Epidemiology of cervical radiculopathy. A population-based study from Rochester, Minnesota, 1976 through 1990. Brain 117 (Pt2) : 325-335, 1994
21) Henderson CM, Hennessy RG, Shuey HM, Jr. et al : Posterior-lateral foraminotomy as an exclusive operative technique for cervical radiculopathy : A review of 846 consecutively operated cases. Neurosurgery 13 : 504-512, 1983
22) North American Spine Society, Evidence-based clinical guidelines for multidisciplinary spine care, Diagnosis and treatment of cervical radiculopathy from degenerative disorders, 2011
https://www.spine.org/Portals/0/Documents/ResearchClinicalCare/Guidelines/CervicalRadiculopathy.pdf (May, 23, 2016)
23) Davidson RI, Dunn EJ, Metzmaker JN : The shoulder abduction test in the diagnosis of radicular pain in cervical extradural compressive monoradiculopathies. Spine (Phila Pa 1976) 6 : 441-446, 1981
24) Rubinstein SM, Pool JJM, van Tulder MW et al : A systematic review of the diagnostic accuracy of provocative tests of the neck for diagnosing cervical radiculopathy. Eur Spine J 16 : 307-319, 2007
25) 田中靖久, 国分正一：頸部神経根症と頸部脊髄症の症候による診断. NEW MOOK 整形外科 No.6. 頸椎症（越智隆弘, 菊池臣一編), 金原出版, 東京, p30-38, 1999
26) Tanaka Y, Kokubun S, Sato T et al : Cervical roots as origin of pain in the neck or scapular regions. Spine (Phila Pa 1976) 31 : E568-E573, 2006

27) Booth RE, Rothman RH : Cervical angina. Spine (Phila Pa 1976) 1 : 28-32, 1976
28) Ozgar BM, Marshall LF : Atypical presentation of C-7 radiculopathy. J Neurosurg (Spine 2) 99 : 169-171, 2003
29) Frykholm HJ, Hyde J, Norlen G et al : On pain sensations produced by stimulation of ventral roots in man. Acta Physiol Scand 29(Suppl 106) : 455, 1953
30) 園生雅弘：胸郭出口症候群．Brain Nerve 66 : 1429-1439, 2014

【COI情報】
・亀山　隆：なし

(亀山　隆)

第Ⅳ章 しびれ感の主要な原因疾患

3 腰部脊柱管狭窄症

1 概念と定義

　本症は腰椎の加齢に伴う変性を基盤として神経の通路である脊柱管や椎間孔が狭小化することで，特定の症状を呈する症候群であるが，現在のところその定義について完全な合意は得られていない[1]．日本脊椎脊髄病学会の脊椎脊髄病用語事典[2]には「脊柱管を構成する骨性要素や椎間板，靭帯性要素などによって腰部の脊柱管や椎間孔が狭小となり，馬尾あるいは神経根の絞扼性障害をきたして症状の発現したもの．絞扼部によって，centralとlateralに分けられる．特有な臨床症状として，下肢のしびれと馬尾性間欠跛行が出現する」と記載されている．神経組織の機械的圧迫と血流障害，特に静脈循環障害が生じて，しびれ感などの神経症状を呈すると考えられているが，画像上の脊柱管狭窄が高度でも無症候の場合も多く，その成因や病態は完全には解明されていない．

2 疫学

　本邦の質問票による疫学調査[3]では，腰部脊柱管狭窄によると思われる下肢症候は，50歳代で4.8％，60歳代で5.5％，70歳代で10.8％に認められた．高齢者で下肢のしびれ感と歩行障害をきたす原因疾患として，最多と思われる．

3 診断基準

　本症の国際的に統一された診断基準は存在しないが，本邦の診療ガイドライン[1]では次のような診断基準（案）を提唱している．①殿部から下肢の疼痛やしびれを有する．②殿部から下肢の疼痛やしびれは立位や歩行の持続によって出現あるいは増悪し，前屈や坐位保持で軽快する．③歩行で増悪する腰痛は単独

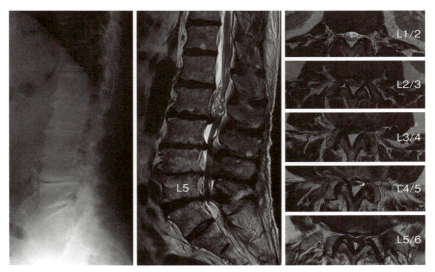

Fig. 1　馬尾型の間欠性跛行症例の腰椎の単純 X 線と MRI

腰椎単純 X 線(左)では，椎間腔の狭小化や椎体や椎間関節の変性，骨棘形成などの変形性変化を認めるが，側面像で脊柱管狭窄の有無は診断できない．腰椎 MRI(T2 強調画像)矢状断像(中)では，変性した椎間板の後方への膨隆による脊柱管の前後での狭窄がわかる．横断像(右)では脊柱管の横断面形態がより明確となり，前方からの膨隆椎間板と後外側からの黄色靱帯の肥厚や椎間関節の変性肥大により，多椎間での著明な脊柱管狭窄が確認できる．脊柱管内後方正中の高信号は髄液ではなく硬膜外脂肪である．また矢状断像では，狭窄部上位の L2 椎体の後方に馬尾が弛緩し蛇行している redundant nerve roots と思われる像が認められる．本例では L5/移行椎(仙椎の腰椎化)を伴っている．

であれば除外する．④ MRI などの画像で脊柱管や椎間孔の変性狭窄状態が確認され(**Fig 1**)，臨床所見を説明できる．以上の 4 点をすべて満たすこととしている．

4　神経性間欠性跛行の分類と下肢のしびれ感および痛みの特徴

　本症の特徴的症候である神経性間欠性跛行は馬尾型，神経根型，混合型に分類される[4]．馬尾型の間欠性跛行は，主に正中型狭窄による馬尾の多根性圧迫により生じ，両下肢または殿部のしびれ感が，立位や歩行によって誘発・増強され，坐位や腰椎前屈位で軽減する．しびれ感の範囲の拡大や移動 sensory marchがあることもある．神経根型は外側型狭窄例で，椎間孔部やその近位の外側陥凹部での単根性圧迫により生じ，一側下肢の根性疼痛を主徴とし，障害神経根支配の運動・感覚障害をきたす．症状は立位や歩行で悪化する．混合型は馬尾型と神経根型の混合で多根性障害をきたし根性疼痛も伴う．

初期にはしびれ感や痛みが立位や歩行により初めて出現するので，臥位や坐位での安静時の診察では，他覚的異常所見がとらえられない．神経学的所見のなかで他覚的感覚障害の出現率は50～60％程度と報告されている[5,6]．若年者でみられる腰椎椎間板ヘルニアでの神経根障害は，神経根牽引による圧排メカニズムによることが多く，straight leg raising(SLR)テストが陽性で腰椎前屈制限が多いのに対して，本症の神経根障害は絞扼メカニズムによることが多く，腰椎の患側への側屈および後屈(頸椎でのSpurlingテストに相当)で下肢の痛みが誘発・増強すること(Kemp徴候)が多く，SLRテストが陽性になることは少ない．

血管性間欠性跛行は下腿筋の阻血による痛みと重だるさ，脱力が主症状であるが，しびれ感として訴えられる場合もある．姿勢による影響がないことが鑑別点であるが，神経性と血管性の両者の病態が関与する合併型間欠性跛行が約1割みられるとされ[7]，注意を要する．血管外科の国際ガイドライン[8]では，間欠性跛行の初診患者すべてに両側のankle brachial pressure index(ABI)を測定することを強く推奨している(Ⅱ-B)[8]．

COLUMN　「腰部脊柱管狭窄症」という名称の誤解

　「腰部脊柱管狭窄症」は疾患名であり，頸椎レベルでの「発育性脊柱管狭窄」というような解剖学的状態を表すものではない．この名称では「脊柱管」の狭窄による馬尾障害(正中型に相当)のみを表すかのようであるが，神経根が通過する椎間孔を含めた「神経根管」の狭窄による神経根障害(外側型に相当)を含んでおり，誤解されやすい．欧米ではlumbar spinal stenosisで直訳すると「腰部脊椎狭窄症」で脊柱管狭窄も神経根管狭窄も含む表現であるが，本邦ではなぜか「腰部脊柱管狭窄症(lumbar spinal canal stenosis)」と表現されてしまい，臨床家の目も脊柱管ばかりに注意が向く傾向があり，外側型病変の検索がおろそかになりやすく，注意が必要である．

5 診断サポートツール

本邦の多施設研究から,問診と臨床所見のみから本症の患者をスクリーニングするための「腰部脊柱管狭窄症診断サポートツール」(Table 1)が開発されて[1,9],簡便で有用である(Ⅱ-B)[1].

6 治療

初期治療は保存治療が原則であるが,保存治療が無効の場合は手術治療が推奨される(Ⅱ-A)[1].薬物治療としては,経口プロスタグランジンE(1)(limaprost)が神経性間欠性跛行ならびに両下肢のしびれ感を伴う馬尾症状を有する腰部脊柱管狭窄症の治療に短期的に有効である(Ⅲ-B)[1].経椎間孔硬膜外ステロイド注射(いわゆる神経根ブロック)は,神経根症状の短期的緩和には有効である(Ⅱ-B)[1].また腰仙椎コルセットの使用で,歩行距離の延長と疼痛の軽減を得ることが可能である(Ⅲ-C)[1].

7 下肢のしびれ感の予後

安静時からある下肢のしびれ感は,術後も消失しにくいことが指摘されてい

COLUMN 神経根障害のレベル診断における注意点

椎間孔部での神経根の絞扼障害では,その当該椎間孔を通過する神経根障害をきたすが,外側陥凹狭窄や傍正中型の椎間板ヘルニア(若年者に多い)では,その1つ下の椎間孔から出る神経根が障害されやすい.例えば,L4/5レベルでの椎間孔狭窄ではL4神経根障害が生ずるが,傍正中型ヘルニアや外側陥凹狭窄ではL5神経根が障害される.また腰仙部移行椎(発生過程における分節異常である腰椎の仙椎化,仙椎の腰椎化など)の例では,神経根の走行や髄節支配に正常とは異なる多様性がみられるため,障害神経根のレベル診断では留意する必要がある.また腰仙部移行椎の存在は腰椎MRIの矢状断像のみでは,見逃されることがあり,単純X線などで確認する.

Table 1 腰部脊柱管狭窄症診断サポートツール

	評価項目	判定（スコア）	
病　歴	年齢	60歳未満（0）	
		60〜70歳（1）	
		71歳以上（2）	
	糖尿病の既往	あり（0）	なし（1）
問　診	間欠跛行	あり（3）	なし（0）
	立位で下肢症状が悪化	あり（2）	なし（0）
	前屈で下肢症状が軽快	あり（3）	なし（0）
身体所見	前屈による症状出現	あり（−1）	なし（0）
	後屈による症状出現	あり（1）	なし（0）
	ABI 0.9	以上（3）	未満（0）
	ATR 低下・消失	あり（1）	正常（0）
	SLR テスト	陽性（−2）	陰性（0）

該当するものをチェックし，割り当てられたスコアを合計する（マイナス数値は減算）．
合計点数が7点以上の場合は，腰部脊柱管狭窄症である可能性が高い．
ABI：ankle brachial pressure index 足関節上腕血圧比
ATR：Achilles tendon reflex アキレス腱反射
SLR テスト：straight leg raising test 下肢伸展挙上テスト

COLUMN　腰部脊柱管狭窄症における MRI 診断の限界

　MRI は仰臥位での検査のため立位での脊髄造影に比し，脊柱管狭窄が過小評価される可能性がある．また脊髄造影では腰椎前後屈での狭窄の動的変化が評価できるが，MRI では評価できないという欠点がある．狭窄の程度と臨床症候の重症度は必ずしも相関しないので，画像所見だけでは診断できない．正中型狭窄の画像診断の信頼性は高いが，外側陥凹狭窄や椎間孔狭窄の診断は観察者間の一致率が高くなく，MRI および脊髄造影後 CT でも診断は難しい（Ⅱ-B）[1]．

る[10,11]（Ⅱ-B）[1]．

文献

1）日本整形外科学会，日本脊椎脊髄病学会監修：腰部脊柱管狭窄症　診療ガイドライン．2011，南江堂，東京，2011

2）日本脊椎脊髄病学会編：脊椎脊髄病用語事典 改訂第4版. 南江堂, 東京, p116, 2010
3）Yabuki S, Fukumori N, Takegami M et al : Prevalence of lumbar spinal stenosis, using the diagnostic support tool, and correlated factors in Japan : a population-based study. J Orthop Sci 18 : 893-900, 2013
4）菊池臣一, 星加一郎, 松井達也ほか：腰椎疾患における神経性間欠跛行―第1報：分類と責任高位・部位診断. 整形外科 37 : 1429-1439, 1986
5）Amundsen T, Weber H, Lilleas F et al : Lumbar spinal stenosis : Clinical and radiologic features. Spine（Phila Pa 1976）20 : 1178-1186, 1995
6）Mariconda M, Zanforlino G, Celestino GA et al : Factors influencing the outcome of degenerative lumbar spinal stenosis. J Spinal Disord 13 : 131-137, 2000
7）鳥畠康充, 田中宏幸, 毛利良彦ほか：血管性間欠跛行に対する整形外科医の役割. 整・災外 46 : 1087-1094, 2003
8）Norgren L, Hiatt WR, Dormandy JA et al : Inter-society consensus for the management of peripheral arterial disease（TASC Ⅱ）. J Vasc Surg 45 : S5A-S67A, 2007
9）Konnno S, Hayashino Y, Fukuhara S et al : Development of a clinical diagnosis support tool to identify patients with lumbar spinal stenosis. Eur Spine J 16 : 1951-1957, 2007
10）加藤欽志, 菊池臣一, 紺野愼一ほか：腰部脊柱管狭窄に伴う自覚症状. 術前後での変化. 前向き研究. 臨整外 42 : 1007-1011, 2007
11）原田大朗, 松本守雄, 中村雅也ほか：腰部脊柱管狭窄症手術例における足底部のしびれの遺残. 東日整災外会誌 17 : 65-68, 2005

【COI情報】
・p49参照

（亀山　隆）

第Ⅳ章 しびれ感の主要な原因疾患

4 多発性硬化症・視神経脊髄炎・脊髄炎

1 はじめに

　多発性硬化症 multiple sclerosis（MS）あるいは視神経脊髄炎 neuromyelitis optica（NMO）や脊髄炎などの炎症性脱髄疾患は，しばしば感覚障害で発症し，顔面あるいは四肢・体幹の表在覚鈍麻，感覚過敏，異常感覚，疼痛，瘙痒などが認められる．いずれの感覚障害も程度によりしびれ感として訴えられることがあるが，後遺症として残りやすく，多くの症例の生活の質 quality of life（QOL）に影響している．

　MSは原因不明の中枢神経の炎症性脱髄疾患である．女性は男性の約3倍多く，平均発症年齢は20代後半で，10歳未満や50歳以上での発症は非常にまれである．炎症性病変による比較的急性の神経症状を認め，視神経症状，脊髄症状，脳幹症状の頻度が高い．急性の神経症状は，1か月程度で自然寛解することもあるが，ステロイド治療により回復する．発症早期では平均して年に1回くらいの頻度で再発を繰り返す．発症から20年くらいの経過で慢性的な症状の進行が生じることがあり，痙性や小脳失調などのために歩行障害が進む．病初期から高次脳機能障害がみられることがあり，記銘力の低下や計算力の低下が問題になることがある．中枢神経組織，特に髄鞘に対しての自己免疫的機序が病態にかかわっていると考えられ，Th1細胞やTh17細胞の関与が大きいとされている．一方，NMOは血清中の抗アクアポリン4 aquaporin-4（AQP4）抗体が病態に関与し，中枢神経に壊死性変化を伴う炎症を生じる．平均発症年齢は30代後半で，女性が9割を占める．従来，視神経脊髄型MSとよばれていた症例の多くがNMOであることが，最近の抗体検査により明らかになった．急性期の症状はMSよりも重篤なことが多く，未治療における再発頻度もMSよりも高い．

4 多発性硬化症・視神経脊髄炎・脊髄炎   57

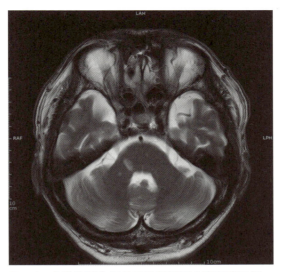

Fig. 1 多発性硬化症の三叉神経髄内走行路に沿った病変

本症例では難治性の右顔面神経痛がみられており，carbamazepine のほか，抗うつ剤など複数の内服薬を必要とした．

2 しびれの責任病変と病態

　MSやNMOではいずれも脳幹に病変をきたすことが多く，顔面のしびれや痛みを生じる．顔面の感覚は三叉神経の第Ⅰ，Ⅱ，Ⅲ枝で支配され，中脳から橋にかけての脱髄病変の急性期症状で顔面のしびれや痛みが生じる．橋における三叉神経髄内走行路に沿った病変はMSに特徴的で，しばしば三叉神経痛の原因となる（Fig. 1）．三叉神経の髄内病変と単純ヘルペスウイルス感染症の関連がいくつかの研究で示唆されているが，MSにおけるヘルペスウイルス感染の病態への関与は明確になっていない[1,2]．脳幹の橋上部被蓋部より頭側の病変では，対側の顔面を含む半身感覚障害となるが，延髄背外側病変ではWallenberg症候群を呈し，病変の顔面とその対側の半身のしびれ，感覚障害（温痛覚障害）が生じる．

　四肢・体幹のしびれや痛みは，脊髄における脊髄視床路あるいは脊髄後索，

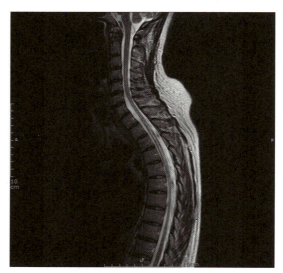

Fig. 2 視神経脊髄炎患者にみられる，全身疼痛を伴う脊髄病変

本症例では胸部以下の激しい疼痛がみられており，モルヒネ塩酸塩の投与が必要となっている．

視床，大脳皮質感覚野，いずれの病変においても生じうる（Fig. 2）．しびれを生じる感覚過敏や異常感覚は，これらの病変部位における神経伝達の不完全な遮断により，神経線維の異所性発火や非シナプス性伝播が原因と思われる．

　NMO は抗 AQP4 抗体が関与する自己免疫疾患であるが，中枢神経病変がなければ血清中の抗 AQP4 抗体は症状に関与しない．すなわち，抗 AQP4 抗体そのものはしびれや痛みの原因にはなっていない[3]．NMO の病態には強く IL-6 が関与しており，IL-6 シグナルの遮断は NMO の再発予防に効果を示す[4]．また，IL-6 受容体に対するモノクローナル抗体の投与により，NMO 患者の痛みが軽減することがあるとの報告があり，NMO のしびれや痛みに IL-6 などの炎症性サイトカインがかかわっていることが示唆される[4]．

Table 1 多発性硬化症の主な神経症状とその出現頻度

症状	Kratz ら[6]		Williams ら[5]
	出現頻度(%)	高度な症状(%)	出現頻度(%)
疲労	88	34	80
バランス障害	88	35	73
脱力	86	28	—
しびれ	77	19	64
疼痛	71	13	52
記銘力低下	67	18	52
視力低下	55	13	43
息切れ	26	4	8

3 しびれの頻度

　横断的な複数の研究により，MS 患者の 64〜77％がしびれを訴えており，そのうちの 20％程度には重篤なしびれが生じていると報告されている（Table 1）[5,6]．その頻度は MS の症状のなかでも非常に多いものであり，その対策は MS の QOL を向上させるのに非常に重要であることが明らかである．

　症状の出現の関連性をみたクラスター解析では，しびれは疲労や歩行障害とともに生じやすく，筋けいれんやつっぱり，疼痛などとも関連することが示されている[5]．すなわち，MS のしびれは，神経障害性の疼痛の一部であるか，痙縮に伴ったものであることが多く，疲労や歩行障害を伴いやすいのが特徴的と考えられる．しびれの部位としては手指や足趾，前腕や下腿など末梢部の頻度が高い．

　NMO のしびれの頻度を詳細に調べた報告はこれまでにないが，痛みを解析した報告によれば，NMO の 80％以上の症例が持続する痛みをもっている[7]．痛みを生じる部位としては，胸回りの頻度が最も高く，続いて腰回り，下肢全体，背部の頻度が高い（Fig. 3）．NMO では痛みが QOL の低下に大きく関与していることが示唆されており，痛みの程度が強いほど日常生活動作 activities of daily living（ADL）も低いことが報告されている．

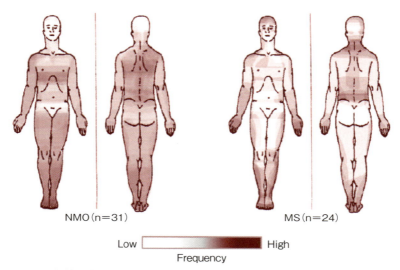

Fig. 3 視神経脊髄炎と多発性硬化症における疼痛分布の違い

視神経脊髄炎(NMO)では胸部などの帯状の締め付け感を伴う疼痛のほか，脊髄デルマトームに沿った痛みの分布が特徴であり，多発性硬化症(MS)でみられる後頸部痛，腰部痛，四肢末端痛とは大きく分布が異なっている．
(Kanamori Y, Nakashima I, Takai Y et al : Pain in neuromyelitis optica and its effect on quality of life : a cross-sectional study. Neurology 77 : 652-658, 2011 より)

4 しびれの治療

　MS の三叉神経痛には carbamazepine が有効である．副作用で carbamazepine が使えない場合は，gabapentin や pregabalin を用いる．四肢のしびれに対しては clonazepam がよく用いられるが，gabapentin や pregabalin も有効なことがあり，duloxetine や amitriptyline などの抗うつ薬も試す価値はある．痛みに対しては celecoxib や meloxicam などの非ステロイド系鎮痛消炎薬，tramadol などのオピオイド系鎮痛薬も用いられる．痙性に伴うしびれや疼痛に対しては baclofen や eperisone が適用となる．MS の痛みに対する治療では，エビデンスレベルの高い臨床試験がいくつか存在し，nabiximols(Ⅰ)，dextromethorphan/quinidine(Ⅰ)，nortriptyline(Ⅰ)，levetiracetam(Ⅱ)などの有効性が示唆されているが，前者2剤は本邦では使用できない(Table 2)．

Table 2 多発性硬化症における Class I あるいは Class II エビデンスのある疼痛治療

治療法	エビデンスレベル	症例数	治療期間	文献
nabiximols（口腔粘膜スプレー）	I	66	5週間	8)
	I	160	6週間	9)
dextromethorphan/quinidine（カプセル製剤）	I	150	85日間	10)
nortirptyline（錠剤）	I	59	8週間	11)
levetiracetam（錠剤）	II	20	3か月	12)

　NMO の難治性の疼痛に対しては pregabalin がよく用いられるが，副作用によるふらつき，めまいに注意が必要となる．duloxetine や amitriptyline などの抗うつ薬を最大限使用しつつ，tramadol などの鎮痛薬を適宜併用していくことが勧められる．有痛性強直性筋けいれんに伴う痛みに対しては carbamazepine が著効する．そのほか，baclofen 静注療法や脊髄刺激療法が適用になることもあり，現在治験中の抗 IL-6 受容体抗体による疼痛軽減効果にも非常に期待している．

● 文献

1) Suzuki N, Mizuno H, Nakashima I et al : Herpes labialis in multiple sclerosis with a trigeminal lesion. Intern Med 50 : 259, 2011
2) Nakashima I, Fujihara K, Kimpara T et al : Linear pontine trigeminal root lesions in multiple sclerosis : clinical and magnetic resonance imaging studies in 5 cases. Arch Neurol 58 : 101-104, 2001
3) Bradl M, Kanamori Y, Nakashima I et al : Pain in neuromyelitis optica—prevalence, pathogenesis and therapy. Nat Rev Neurol 10 : 529-536, 2014
4) Araki M, Matsuoka T, Miyamoto K et al : Efficacy of the anti-IL-6 receptor antibody tocilizumab in neuromyelitis optica : a pilot study. Neurology 82 : 1302-1306, 2014
5) Williams AE, Vietri JT, Isherwood G et al : Symptoms and Association with Health Outcomes in Relapsing-Remitting Multiple Sclerosis : Results of a US Patient Survey. Mul Scler Int 2014 ; 2014 : 203183. doi : 10.1155/2014/203183
6) Kratz AL, Ehde DM, Hanley MA et al : Cross-Sectional Examination of the Associations Between Symptoms, Community Integration, and Mental Health in Multiple Sclerosis. Arch Phys Med Rehabil 97 : 386-394, 2016
7) Kanamori Y, Nakashima I, Takai Y et al : Pain in neuromyelitis optica and its effect on quality of life : a cross-sectional study. Neurology 77 : 652-658, 2011
8) Rog DJ, Nurmikko TJ, Friede T et al : Randomized, controlled trial of cannabis-based medicine in central pain in multiple sclerosis. Neurology 65 : 812-819, 2005

9) Wade DT, Makela P, Robson P et al : Do cannabis-based medicinal extracts have general or specific effects on symptoms in multiple sclerosis? A double-blind, randomized, placebo-controlled study on 160 patients. Mult Scler 10 : 434-441, 2004
10) Panitch HS, Thisted RA, Smith RA et al : Randomized, controlled trial of dextromethorphan/quinidine for pseudobulbar affect in multiple sclerosis. Ann Neurol 59 : 780-787, 2006
11) Chitsaz A, Janghorbani M, Shaygannejad V et al : Sensory complaints of the upper extremities in multiple sclerosis: relative efficacy of nortriptyline and transcutaneous electrical nerve stimulation. Clin J Pain 25 : 281-285, 2009
12) Rossi S, Mataluni G, Codeca C et al : Effects of levetiracetam on chronic pain in multiple sclerosis : results of a pilot, randomized, placebo-controlled study. Eur J Neurol 16 : 360-366, 2009

【COI情報】
・中島一郎：株式会社LSIメディエンス

(中島一郎)

第Ⅳ章 しびれ感の主要な原因疾患

5 Parkinson 病のしびれ感

1 はじめに

　Parkinson 病 Parkinson disease（PD）の"しびれ"には，痛み，異常感覚，錯感覚，感覚鈍麻，固縮，無動，すくみなど多様な内容が含まれる．このため，まず"しびれ"の内容を明らかにし，しびれを引き起こしている病態を見極める必要がある．パーキンソニズムに伴うしびれ感であれば適切な抗 Parkinson 病薬の投与が大切である．そうではない感覚障害には別途対応が必要となる．PD のしびれ感の頻度や病態について検討した報告は認めないが，PD で最大 80％に認められる痛みを中心とした感覚障害の知見が蓄積されている[1～3]．本項では感覚障害の病態と診療における留意点について触れる．

2 感覚障害の病態[1～3]

　感覚障害を考える場合，まず，PD に関連するしびれ感・痛みと，PD に関連しないしびれ感・痛みのいずれか，もしくは両者が関与しうることを認識する．特に抗 PD 薬の内服や，オフ，ジストニア，ジスキネジアなどとの関係が強く考えられる場合には，薬剤調整や脳深部刺激療法による改善が期待できる．また，痛みの場合には，1）侵害受容性疼痛（筋骨格系疼痛，内臓痛，皮膚の痛み），2）神経因性疼痛（末梢性疼痛，中枢性疼痛），3）他の痛み，いずれの病態が関与しているのかを考える．そのうえで，特異的な病態を考え，見いだしていく．
　PD に関連する感覚障害の原因は多様で，①侵害受容性刺激に対して，その局在，統合，行動，反応において重要な役割を果たす黒質，尾状核，淡蒼球の異常，②痛みにかかわるエンドルフィンをはじめとする神経ペプチドの異常，③痛みの下降系で抑制的に働くノルアドレナリンの欠乏，④皮膚 Meissner 小

体減少[4]，⑤後根神経節・後角病変[5]などが関与しうる．触覚異常，温度覚異常，二点識別覚・立体認知・手触り認知など複合感覚低下，運動感覚を中心とする固有感覚低下も認め，触覚では基底核-補足運動野回路の異常，温度覚では体性感覚皮質や末梢の神経終末の異常，固有感覚では視床下核から体性感覚皮質への出力異常などの関与が推定されている．

3 診療の留意点

　痛みの鑑別に準じて述べる（Fig. 1）[3]．まずPDに関連する症状か否かを，痛みとパーキンソニズムの関係，局所解剖学との関係，持続期間や出現時期，頻度，増悪因子，空間的・局所解剖学的関係，運動合併症との関係や抗Parkinson病薬の影響などの情報を基に総合的に判断する．

　次に，侵害受容性疼痛か神経障害性疼痛かそれ以外かを評価する．侵害受容性疼痛は，筋骨格系，内臓，皮膚などに器質的・機能的障害が加わり，末梢侵害受容器で侵害刺激としてとらえられる痛みで，PDでは，①関節痛，肩関節周囲炎，固縮・無動・姿勢異常に伴う痛み，咬合神経症，②ジストニアと無関係な運動合併症に関連した痛み，③ジストニアに関連した痛み，④背部痛，⑤起立性低血圧に関連した後頸部痛，便秘に伴う痛み，肛門括約筋の不随意なジストニア様収縮，皮膚の圧迫痛などが原因となる．

　神経障害性疼痛は，体性感覚系の直接的損傷の結果起こる痛みである．末梢性疼痛では[6,7]，脊椎疾患，薬剤性ニューロパチー，特に共存症治療薬，レボドパ内服に伴うホモシステイン上昇，ビタミンB_6・B_{12}，葉酸の低下に伴うニューロパチーに留意する．中枢性疼痛は4〜10％に認め，間欠的・持続的なびまん性の痛み，灼熱感，筋クランプを特徴とする[8]．パーキンソニズム優位側に強い両側下肢主体の痛み，運動症状と無関係な痛み，性器痛，口内灼熱感などを呈する．

　それ以外には，restless legs症候群，アカシジア，うつなどが原因となる．
　PDに関連する痛みの場合，rotigotineは，運動合併症や睡眠に起因する痛みに対して有効であったとする報告がある[9]が，ポストホック解析結果でありエビデンスレベルは高くない．また，視床下核を中心とする脳深部刺激療法が

```
┌─────────────────────────────────────────────────────────────┐
│ Parkinson病の"しびれ"の訴えは多様であり，その内容を明らかにする │
└─────────────────────────────────────────────────────────────┘
        │
        ▼  痛み，異常感覚，錯感覚，感覚鈍麻，固縮，無動，すくみなどが"しびれ"と表現される
┌─────────────────────────────────────────────────────────────┐
│ Parkinson病由来のさまざまな病変が"しびれ"の訴えに関与しうることを知る │
└─────────────────────────────────────────────────────────────┘
        │
        ▼  黒質・尾状核・淡蒼球病変，基底核-補足運動野回路病変，視床下核から体性感覚皮質
           への出力異常，エンドルフィンなど神経ペプチド異常，ノルアドレナリンの欠乏，皮膚
           Meissner小体減少，後根神経節・後角病変などが"しびれ"の出現に関与する
┌─────────────────────────────────────────────────────────────┐
│ パーキンソニズムに関連した"しびれ"と診断した場合                │
└─────────────────────────────────────────────────────────────┘
        │
        ▼  適切な抗Parkinson病薬の調整を行う．痛みにはrotigotine，脳深部刺激療法（痛みの
           ために施行はしない）が有用との報告もあるが，エビデンスレベルは高くない
┌─────────────────────────────────────────────────────────────┐
│ 痛みであれば，1）侵害受容性疼痛，2）神経障害性疼痛，3）それ以外かを鑑別，対応する │
└─────────────────────────────────────────────────────────────┘
```

　　　1）侵害受容性疼痛
　　　　　・姿勢異常，ジストニアや運動合併症に伴う痛みは抗Parkinson病薬の調整などを行う
　　　　　・起立性低血圧に伴う後頸部痛，便秘に伴う痛みなどは，症候に応じた治療を行う
　　　2）神経障害性疼痛
　　　　　薬剤性ニューロパチー，脊椎脊髄疾患，中枢性疼痛などを考慮し，適宜対応する
　　　3）それ以外
　　　　　下肢静止不能症候群，アカシジア，うつなどを考慮し，適宜適応する

Fig. 1 Parkinson病のしびれ感をみたら

ジストニアに伴う痛みや筋骨格系の痛みに有効で，中枢性の痛みには効果がなかったとする報告[10]，痛みの閾値の改善に有効であったとする報告[11]，8年という長期に渡って痛みを改善しうるが，長期経過中に新たな痛みが出現しうるといった報告[12]などが蓄積されてきている．このため脳深部刺激療法の適応となる，「薬物治療で改善不十分な運動症状の日内変動とジスキネジアのある例」で，運動合併症に関連する痛みを呈している場合には，脳深部刺激療法により，運動症状と痛みの同時改善効果が期待できる．しかし，痛みの軽減のみを対象として脳深部刺激療法を行うことは推奨されない．

● 文献

1) Zhu M, Li M, Ye D et al : Sensory symptoms in Parkinson's disease : Clinical features, pathophysiology, and treatment. J Neurosci Res 94 : 685-692, 2016

2) Patel N, Jankovic J, Hallett M : Sensory aspects of movement disorders. Lancet Neurol 13 : 100-112, 2014
3) Wasner G, Deuschl G : Pains in Parkinson disease—many syndromes under one umbrella. Nat Rev Neurol 8 : 284-294, 2012
4) Nolano M, Provitera V, Estraneo A et al : Sensory deficit in Parkinson's disease : evidence of a cutaneous denervation. Brain 131 : 1903-1911, 2008
5) Sumikura H, Takao M, Hatsuta H et al : Distribution of α-synuclein in the spinal cord and dorsal root ganglia in an autopsy cohort of elderly persons. Acta Neuropathol Commun 3 : 57, 2015
6) Cossu G, Melis M : The peripheral nerve involvement in Parkinson Disease : A multifaceted phenomenon. Parkinsonism Relat Disord 25 : 17-20, 2016
7) Comi C, Magistrelli L, Oggioni GD et al : Peripheral nervous system involvement in Parkinson's disease : evidence and controversies. Parkinsonism Relat Disord 20 : 1329-1334, 2014
8) Nègre-Pagès L, Regragui W, Bouhassira D et al : Chronic pain in Parkinson's disease : the cross-sectional French DoPaMiP survey. Mov Disord 23 : 1361-1369, 2008
9) Kassubek J, et al : Rotigotine transdermal system and evaluation of pain in patients with Parkinson's disease: a post hoc analysis of the RECOVER study. BMC Neurol 14 : 42, 2014
10) Cury RG, et al : Effects of deep brain stimulation on pain and other nonmotor symptoms in Parkinson disease. Neurology 83 : 1403-1409, 2014
11) Marques A, et al : Central pain modulation after subthalamic nucleus stimulation : A crossover randomized trial. Neurology 81 : 633-640, 2013
12) Jung YJ, et al An 8-Year Follow-up on the Effect of Subthalamic Nucleus Deep Brain Stimulation on Pain in Parkinson Disease. JAMA Neurol 72 : 504-510, 2015

【COI情報】
・渡辺宏久：協和発酵キリン株式会社，大日本住友製薬株式会社
・勝野雅央：なし
・祖父江元：なし

（渡辺宏久・勝野雅央・祖父江元）

第Ⅳ章 しびれ感の主要な原因疾患

6 restless legs 症候群

1 はじめに

　restless legs 症候群（RLS）はむずむず脚症候群や Willis-Ekbom 病ともよばれ，脚に不快な感覚が現れて脚をじっとしていられないことを特徴とする慢性の神経疾患である[1]．夕方から夜間にかけて症状が強まるためにしばしば不眠の原因となり，生活や仕事に支障をきたすこともある[2,3]．RLS は比較的頻度の高い疾患で日本人の 1～4％ に認められ，男女比は 1：2 で女性に多く，年代別では中高年に多くみられるが子どもから高齢者まであらゆる年代に発病する[4]．RLS の病態については，脳の鉄欠乏により夜間に中枢ドパミン神経伝達が低下して脊髄の神経細胞が興奮状態となり，下肢の筋肉に興奮と異常感覚が発現するメカニズムが考えられている（Fig. 1）[5〜7]．患者の大部分は原因の明らかでない特発性 RLS と診断されるが，一部は鉄欠乏性貧血，腎不全，妊娠，末梢神経障害などに伴う二次性 RLS である[8,9]．

2 RLS の診断と自覚症状

　RLS の診断には国際 RLS 研究グループによる RLS 必須診断基準（①脚を動かしたい強い欲求，通常は下肢の不快な異常感覚を伴うか，下肢の不快な異常感覚により引き起こされるように感じる，②安静で発現・増強，③運動により改善，④夕方・夜間に増強，⑤上記の特徴が筋痛，静脈うっ滞，下肢浮腫，関節炎，こむら返り，姿勢による不快や貧乏ゆすりなど他の疾患や行動だけでは説明できない）のすべてを満たす必要がある[10]．
　RLS の特徴である"脚を動かしたい強い欲求"と"下肢の不快な異常感覚"の 2 つの自覚症状について，治療を求めるような患者のほとんどは両方の症状を区別して自覚しているが，一部の患者は脚を動かしたい強い欲求だけを訴えて異

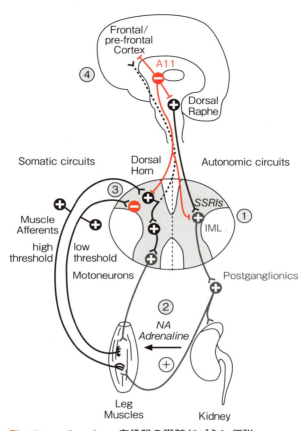

Fig. 1　restless legs 症候群の脊髄ドパミン仮説

夜間に脳のドパミン伝達が低下するとA11ドパミン神経細胞から脊髄の神経細胞に対する抑制が低下して神経細胞が興奮してくる(①). 最も興奮するのが交感神経細胞で興奮は末梢神経を通じて出力され, 副腎を刺激して血中にアドレナリンを放出させて筋肉の興奮性を高め, あるいは直接的に支配下にある脚の筋肉の興奮性を高めて, 脚の内部にむずむずを感じさせるようになる(②). そのむずむず感は感覚系末梢神経を通じて脊髄後角の感覚神経細胞へ入力される(③). 感覚神経細胞はすでに興奮性が高まっているので通常よりも強い異常感覚として脳へ伝達されて, 脳で認識される強い不快感となる(④).

(Clemens S, Rye D, Hochman S : Restless legs syndrome : revisiting the dopamine hypothesis from the spinal cord perspective. Neurology 67 : 125-30, 2006 より)

Table 1 restless legs 症候群患者の感覚の表現例

うずく	電気が流れるような	表現できないつらさ	脚を切ってしまいたい
熱い	あせり	むずがゆい	引き裂くような
火照る	痛みが強くなる	水が流れるような	ズキズキする
冷たい	熱感	痛い	むりやり引っ張られるような
冷え	イライラ, ビクビクした状態	痛かゆい	歩き回らずにはいられない
虫が這うような	不快でたまらない	引っ張られるような	足踏みしたい
むずむずするような	不安がふくらむような	じっとしていられない	動かなくてはという気持ち
引き寄せられるような	叫びだしたいような	焼けつくような	

〔黒田健治, 江村成就, 佐谷誠司：レストレスレッグス症候群の臨床症状と診断. レストレスレッグス症候群(RLS)だからどうしても脚を動かしたい(井上雄一, 内村直尚, 平田幸一編), アルタ出版, 東京, 2008, p65-94 より〕

常感覚を自覚していなかったり, 脚を動かしたい強い欲求と異常感覚をはっきりと区別することができない[11]. また, "下肢の不快な異常感覚"は通常経験する感覚と同じではなく, 患者はしばしばその感覚を言葉で表現することが困難なようだ. 患者は率直に"不快な異常感覚"としか表現できないと言う場合もあれば, いくつかの他の感覚に例えて述べる場合もある(Table 1)[11,12]. その場合, 共通するのは異常感覚が下肢の表面ではなく下肢の内部に存在すること, さらに下肢の内部で動きのある感覚ということである[11].

3 RLSのしびれ感

　国際RLS研究グループは最初に発表した1995年の診断基準のなかで, RLSの下肢の感覚を"paresthesias/dysesthesias"と記載した[8]. これは当時, 同グループが下肢の感覚を何とよぶか議論した結果, paresthesias or dysesthesiasを選択したためで, 意味するところはabnormal sensationsであると説明している[8]. しかし2003年以後の診断基準のなかでは"uncomfortable and unpleasant sensations"に修正された[10,11].

　したがって, 厳密にいうとRLSの自覚症状はしびれ感ではない. 患者が"し

びれる"と表現する場合でも，患者は自分の感じる異常感覚をしびれ感に例えているだけである．決して皮膚の表面を蟻が這う感じや，（正座したあとに）足のしびれを切らした感じ，針で突っつかれる感じ，歯科で局所麻酔を打たれたあとの感じなどのよく知られたしびれ感と同じ感覚ではない[1]．

患者が典型的なしびれ感を訴える場合には，むしろ末梢神経障害などの

COLUMN **Willis-Ekbom 病**

この病名は最初に患者を医学文献に記載した英国人医師 Thomas Willis（1621〜1675）と restless legs の疾患概念を提唱したスウェーデンの医師 Karl-Axel Ekbom（1907〜1977）に由来する．Thomas Willis は17世紀の英国に生きた内科医で解剖学者であり，脳血管の Willis 動脈輪でも知られる高名な医師である．1672年に現在の RLS の診断基準を満たす1人の女性患者を医学文献に初めて記載した．このときに Willis はこの疾患の原因が脊髄にあり，脊髄の興奮によるものと考えてオピアトを治療に選択している．この疾患が決してまれなものではなく，診断が困難なために見逃されていることに気づいたのがスウェーデンの神経内科医 Karl-Axel Ekbom である．Ekbom は1945年に発表した博士論文において RLS の疾患概念を提唱し，その有病率を明らかにし，治療法を提案し，この問題が医師に広く認識されるようその病態に restless legs の名を冠したのである．

1990年代に入り欧米では，一般社会に対する RLS の啓発が進められた．それまで病気との認識がなく長く1人で苦しんできた多くの患者たちは，この病名により初めて脚の自覚症状が病気と診断されることを知り，医療機関を受診して治療を受けるようになった．一方で患者以外の人たちにこの病名は奇妙な病気と受け取られた．特に一部のコメディアンやメディアを含む多くの人たちが RLS を面白おかしく取り上げるようになった．いくつかのメディアが RLS は製薬会社による disease mongering と報道し，これが RLS を面白おかしく取り上げる人たちの行動を増長させる悪循環がみられるようになった．さらに，一般市民だけでなく医学研究基金や薬事行政機関にも RLS を深刻な病気とみなさない傾向が現れた．そこで研究者たちからなる国際 RLS 研究グループと米国 RLS 財団などの患者支援団体は，2010年から病名変更の議論を続け，2011年9月23日に病名を RLS から Willis-Ekbom disease へ変更すると発表した．最大の理由は，一般の人たちに面白おかしく聞こえる可能性のある名前から学術的で病気の深刻さが伝わる名前に変更したかったからだ．

RLS以外の疾患を考慮するべきであろう[13]．ただし末梢神経障害に伴って発現する二次性RLSでは，末梢神経障害による典型的なしびれ感とRLSの症状が同時に存在しているので注意を要する[14]．その場合でも，必須診断基準に従ってRLSの症状と原疾患によるしびれ感を区別することは可能である[14]．

4 RLSの治療

RLSの治療は症状が軽度なら非薬物療法を主体とし，症状が中等度以上のときには薬物療法も考慮する[15]．第1選択薬はドパミンアゴニストか抗てんかん薬α2δリガンドであり[16]，ドパミンアゴニストではpramipexole（Ⅰ），ropinirole*（Ⅰ），rotigotine（Ⅰ）が，α2δリガンドではgabapentin enacarbil（Ⅰ），pregabalin*（Ⅰ），gabapentin*（Ⅲ）が推奨されている[15~18]（*：健康保険適用外）．初期治療にいずれの薬剤を用いるのかは個々の症例の臨床特徴に基づいて選択される[16]．疼痛型のRLSや疼痛疾患を合併するRLSではα2δリガンドが推奨されている[16]．同様に，末梢神経障害による二次性RLSでしびれ感とRLSの症状が同時に存在する場合には，ドパミンアゴニストよりα2δリガンドのほうが効果的かもしれない（Ⅵ）[19]．また，ベンゾジアゼピン系薬物clonazepamのRLSに対する治療効果は報告者により相反する結果がみられるが，RLSで不眠の強い例には適応があると思われる[15]．

● 文献

1) Ekbom KA : Restless legs. Acta Med Scand 158(Suppl) : 1-123, 1945
2) Hening W, Walters AS, Allen RP et al : Impact, diagnosis and treatment of restless legs syndrome(RLS) in a primary care population : the REST(RLS epidemiology, symptoms, and treatment) primary care study. Sleep Med 5 : 237-246, 2004
3) Allen RP, Walters AS, Montplaisir J et al : Restless legs syndrome prevalence and impact : REST general population study. Arch Intern Med 165 : 1286-1292, 2005
4) 清水徹男，堀口淳：レストレスレッグス症候群の疫学．レストレスレッグス症候群（RLS）だからどうしても脚を動かしたい（井上雄一，内村直尚，平田幸一編）．アルタ出版，東京，p43-55，2008
5) Connor JR, Boyer PJ, Menzies SL et al : Neuropathological examination suggests impaired brain iron acquisition in restless legs syndrome. Neurology 61 : 304-309, 2003
6) Connor JR, Ponnuru P, Wang XS et al : Profile of altered brain iron acquisition in restless legs syndrome. Brain 134(Pt 4) : 959-968, 2011

7) Clemens S, Rye D, Hochman S : Restless legs syndrome : revisiting the dopamine hypothesis from the spinal cord perspective. Neurology 67 : 125-130, 2006
8) Walters AS ; The International Restless Legs Syndrome Study Group : Toward a better definition of the restless legs syndrome. Mov Disord 10 : 632-642, 1995
9) 小池茂文, 中島健二, 野村哲史：二次性のレストレスレッグス症候群. レストレスレッグス症候群(RLS) だからどうしても脚を動かしたい(井上雄一, 内村直尚, 平田幸一編). アルタ出版, 東京, p123-139, 2008
10) Allen RP, Picchietti DL, Garcia-Borreguero D et al : Restless legs syndrome/Willis-Ekbom disease diagnostic criteria : updated International Restless Legs Syndrome Study Group(IRLSSG)consensus criteria—history, rationale, description, and significance. Sleep Med 15 : 860-873, 2014
11) Allen RP, Picchietti D, Hening WA et al : Restless legs syndrome : diagnostic criteria, special considerations, and epidemiology—a report from the restless legs syndrome diagnosis and epidemiology workshop at the National Institute of Health. Sleep Med 4 : 101-119, 2003
12) 黒田健治, 江村成就, 佐谷誠司：レストレスレッグス症候群の臨床症状と診断. レストレスレッグス症候群(RLS) だからどうしても脚を動かしたい(井上雄一, 内村直尚, 平田幸一編). アルタ出版, 東京, p65-94, 2008
13) Hening WA, Allen RP, Washburn M et al : The four diagnostic criteria for Restless Legs Syndrome are unable to exclude confounding conditions("mimics"). Sleep Med 10 : 976-981, 2009
14) Nineb A, Rosso C, Dumurgier J et al : Restless legs syndrome is frequently overlooked in patients being evaluated for polyneuropathies. Eur J Neurol 14 : 788-792, 2007
15) 日本神経治療学会治療指針作成委員会編：標準的神経治療：Restless legs症候群. 神経治療 29 : 71-109, 2012
16) Garcia-Borreguero D, Allen R, Kohnen R et al : Summary of recommendations for the long-term treatment of RLS/WED from an IRLSSG task force. (http://irlssg.org/summary/. Accessed : Dec 13, 2016)
17) Garcia-Borreguero D, Ferini-Strambi L, Kohnen R et al : European guidelines on management of restless legs syndrome : report of a joint task force by the European Federation of Neurological Societies, the European Neurological Society and the European Sleep Research Society. Eur J Neurol 19 : 1385-1396, 2012
18) Winkelman JW, Armstrong MJ, Allen RP et al : Practice guideline summary : treatment of restless legs syndrome in adults : report of the guideline development, dissemination, and implementation subcommittee of the American Academy of Neurology. Neurology 87 : 1-9, 2016
19) Gemignani F, Brindani F : Restless legs syndrome associated with peripheral neuropathy. Eur J Neurol 14 : e9-e10, 2007

【COI情報】
・久米明人：なし

(久米明人)

第Ⅳ章 しびれ感の主要な原因疾患

7 筋萎縮性側索硬化症

1 はじめに

　筋萎縮性側索硬化症 amyotrophic lateral sclerosis(ALS)は代表的な運動ニューロン疾患であり，上位運動ニューロンおよび下位運動ニューロンが選択的に変性することが特徴である．その症候は運動機能障害が主体であり，かつては他覚的感覚障害，眼球運動障害，膀胱直腸障害，小脳徴候，錐体外路徴候，認知症は認めないとされてきた．しかしながら近年，前頭側頭葉機能障害を中心とする認知機能低下はまれではないことが示されるなど，従来からの陰性症状は必ずしも絶対的ではなく，ALSの症候や病態は運動ニューロンにとどまらないと認識されている．それではALSの患者で，しびれ感の訴えもしくは感覚障害を認めた場合にどのように考えるべきであろうか．

　まず必要なことは，感覚障害を呈しうるようなALS以外の病態が併存している可能性の検討である．場合により，ALSの診断を再考する．もしALS以外の病態で説明できないしびれ感，もしくは感覚障害を認めた場合には，ALS自体が感覚障害を伴っている可能性を考慮する．

2 ALS以外の病態の可能性

　ALSの好発年齢は60歳代から70歳代であり，他の病態を併存している割合は高い．米国の831名の大規模ALS患者データベースからの報告[1]では，ALS患者の60.3%に脊椎症があり，2.8%で軽度の脊髄圧迫があった．また糖尿病が9.4%で，各種ニューロパチーが11.7%で認められた．また，126例のALS患者における電気生理学的検査所見を調べた研究[2]では，神経伝導速度検査から，ALS患者の12%で手根管部での正中神経障害，14%で肘部管部での尺骨神経障害，2%で腓骨頭部での腓骨神経障害所見を認め，ALS患者全体の

13％でこれら末梢神経障害による臨床症状を認めたと報告されている．一般的に運動の不自由が生じている患者では，各種絞扼性ニューロパチーの頻度が高くなることは知られており，ALS 患者における合併もまれではないといえる．治療としてはそれぞれの病態に基づくアプローチを行う．

　アイルランドの ALS 患者登録からの報告[3]で，437 例の登録患者のうち，32 例（7.3％）で診断の見直しが行われている．修正された診断名のうち大部分は，運動ニューロパチーやポストポリオ症候群など感覚障害を呈さない疾患であったが，2 例が非圧迫性の脊髄障害，1 例は頸椎症，1 例は多発性硬化症であった．感覚障害に限らず，一般的な症候と異なる点がある場合，時に診断を見直すことも重要である．

3　ALS に伴う感覚障害

　ALS の神経病理所見は運動ニューロンの変性が主体であるが，感覚路の変性も軽度ながら認められる[4,5]ことが示されている．Isaacs らは感覚ニューロパチーを伴う孤発性 ALS 5 例を報告[6]しており，Hammad らは 103 例の ALS 患者のうち 32％で自覚的な感覚症状，もしくは感覚障害を示す所見を認めたと報告[7]している．その内容は，しびれ感 numbness が 12％，神経障害性疼痛が 10％，ピリピリ感 tingling が 5％，振動覚低下が 12％，痛覚低下が 10％であった．これらの患者のうち 1/3 では単肢の限局した感覚症候であり，2/3 は手袋靴下型の分布だった．さらに神経伝導検査にて，患者の 27％で腓腹神経の感覚神経活動電位が低下しており，腓腹神経生検を実施した 22 例のうち 20 例で異常所見を認めたとしている．Iglesias らは，脊髄 MRI 拡散テンソル画像と体性感覚誘発電位を組み合わせて 21 例の ALS 患者の感覚路を評価したところ，合わせて 85％の患者で潜在的な感覚路の障害を示す所見を認めたと報告[8]している．

　これらの報告から，ALS の病態そのものにより，感覚路の障害を合併することはあり得ると考えられる．少なくとも家族性 ALS の一部では感覚障害を伴うものがあり，例えば *superoxide dismutase 1*（*SOD1*）遺伝子変異例のなかには，感覚性ニューロパチーを合併したり，病理所見で脊髄後索の変性を示す

> **COLUMN** *SOD1* 遺伝子変異について
>
> 　ALS 患者の大部分は孤発性だが，5％程度の患者には家族歴がある．この家族性 ALS の原因遺伝子として 1993 年に初めて報告されたのが *SOD1* 遺伝子である．*SOD1* 遺伝子変異は家族性 ALS 患者の 2〜3 割で認められ，全 ALS 患者の 1％程度で原因になっている．*SOD1* 遺伝子内の変異の部位によって臨床像は異なり，10 年以上の長い経過になる例や経過の速い例など様々である．しかし診察のみでは孤発性 ALS と区別のつかない *SOD1* 変異症例は多く，*SOD1* 遺伝子異常を組み込んだ動物モデルは長く ALS の病態モデルとして研究に重用されてきた．しかし，神経病理所見で脊髄後索変性など通常の孤発性 ALS と異なる所見を認めることに加え，TDP43 病理や ADAR2 編集異常など，孤発性 ALS で特徴的とされる病理所見，病態生理が *SOD1* モデルでは見出し難いことがわかってきた．ALS の治療開発にあたって，*SOD1* モデルは引き続き活用されているが，より孤発性 ALS の病態に近いモデルの開発努力が行われている．

例がある．

　これらに対する特異的な治療法はないが，神経障害性疼痛などに対しては他のニューロパチーと同様の対症療法を行う．

● 文献

1) Haverkamp LJ, Appel V, Appel SH : Natural history of amyotrophic lateral sclerosis in a database population. Validation of a scoring system and a model for survival prediction. Brain 118 : 707-719, 1995
2) Kothari MJ, Rutkove SB, Logigian EL et al : Coexistent entrapment neuropathies in patients with amyotrophic lateral sclerosis. Arch Phys Med Rehabil 77 : 1186-1188, 1996
3) Traynor BJ, Codd MB, Corr B et al : Amyotrophic lateral sclerosis mimic syndromes : a population-based study. Arch Neurol 57 : 109-113, 2000
4) Kawamura Y, Dyck PJ, Shimono M et al : Morphometric comparison of the vulnerability of peripheral motor and sensory neurons in amyotrophic lateral sclerosis. J Neuropathol Exp Neurol 40 : 667-675, 1981
5) Bradley WG, Good P, Rasool CG et al : Morphometric and biochemical studies of peripheral nerves in amyotrophic lateral sclerosis. Ann Neurol 14 : 267-277, 1983
6) Isaacs JD, Dean AF, Shaw CE et al : Amyotrophic lateral sclerosis with sensory neuropathy : part of a multisystem disorder? J Neurol Neurosurg Psychiatry 78 : 750-753, 2007

7) Hammad M, Silva A, Glass J et al : Clinical, electrophysiologic, and pathologic evidence for sensory abnormalities in ALS. Neurology 69 : 2236-2242, 2007
8) Iglesias C, Sangari S, El Mendili MM et al : Electrophysiological and spinal imaging evidences for sensory dysfunction in amyotrophic lateral sclerosis. BMJ Open 5 : e007659, 2015

【COI情報】
・熱田直樹：なし

(熱田直樹)

第Ⅳ章 | しびれ感の主要な原因疾患

8 脊髄空洞症

1 脊髄空洞症における痛みの特徴

　脊髄空洞症における異常感覚は，空洞が原因となって引き起こされる神経原性疼痛（neuropathic pain）と深くかかわっていると考えられており，しばしば治療に抵抗性である．neuropathic pain は「ビリビリするような」「重苦しい」「ズキズキするような」「締め付けられるような」と表現され，「痛み」を伴う「しびれ」であることが多く，この 2 つの症状は区別することが難しいので両者を neuropathic pain として扱うこととする．Milhorat らによれば，脊髄空洞症の患者において neuropathic pain を呈するのは 40％以下とされるが，何らかの痛みを訴えるのは，50～90％と報告されており[1]，半数以上の患者が何らかの痛みに悩まされていることになる．われわれの行ったキアリ奇形合併脊髄空洞症患者 66 例を対象としたアンケート調査結果においても 56 例（85％）が何らかの痛み，しびれを訴えていた．しかし反面，痛みを訴える脊髄空洞症患者の診療において，空洞縮小が得られている患者では日常生活に著しく支障をきたすような痛みを訴える患者はそれほど多くないこと，また，15 歳以下の小児には痛みを訴える患者はほとんどみられないことを実感する．

　脊髄空洞症は片側上肢の温痛覚障害で発症することが多く，neuropathic pain のほとんどは温痛覚障害と同側の片側上肢に発生する．Milhorat らの報告では，MRI 軸位像において，neuropathic pain を訴える患者のうち 84％が罹患側の後角方向に拡がる空洞を有しており，後角障害が neuropathic pain と深い関係にあることを指摘している[2]．われわれの片側のみの感覚障害を呈する脊髄空洞症患者に対し行った検討においては，すべての患者が罹患側の後角方向へ伸展した空洞を認め，73％の患者に neuropathic pain を認めた（Fig. 1）．逆に，脊髄の中心に緊満するように拡張した空洞が存在し，手指の筋萎縮と完全な温痛覚障害を呈するほど進行した脊髄空洞症患者は neuropathic

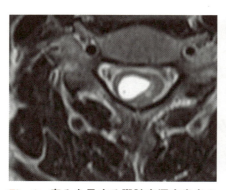 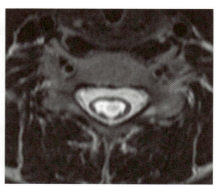

Fig. 1　痛みを呈する脊髄空洞症患者のMRI

Fig. 2　痛みを呈さない脊髄空洞症患者のMRI

pain を訴えることはほとんどない（**Fig. 2**）．また，画像上空洞の頭尾側進展範囲と神経学的に温痛覚障害の分布は比較的一致することが多いが，痛みの範囲は必ずしも一致しないことが多かった[3,4]（**V**）．

2　脊髄空洞症における痛みのメカニズム

　脊髄由来の neuropathic pain の発生機序は種々の研究にもかかわらず不明な点が多い．そのなかで，痛みの求心系が遮断された結果引き起こされる痛みは求心路遮断痛とよばれる．この病態は1次感覚ニューロン，脊髄後角，感覚系上行路，視床，大脳皮質のどこで障害されても生じ得るものであるが，脊髄空洞症においては，脊髄後角での伝導路障害が原因となっていると考えられ，さらに不完全な後角障害が neuropathic pain の発現と深く関係していると推察される．また，neuropathic pain を呈する脊髄空洞症患者の中には allodynia を訴える患者も認める．この現象は遮断レベルで異常なシナプス結合が生じ，本来障害された後角ニューロンの過剰活動に対し，抑制性に働くべき脊髄後索－内側毛帯系が，逆に興奮性の作用を及ぼすためと説明されている．不完全な後角障害との関連，allodynia の発症機転を考えると脊髄空洞症における neuropathic pain は脊髄後角の可塑性の高さに由来するものと考えられる．ま

た，近年の fMRI による研究によれば neuropathic pain は単一のものではなく，自発痛を伴うもの，allodynia を伴うものでは大脳で投影される部位が異なることが解明されつつあり[5]，脊髄 MRI においては diffusion tensor imaging の有用性が確立されつつある[6]．今後これらの脊髄空洞症における神経障害の評価への応用が期待されている．

3 脊髄空洞症の痛みに対する治療

1）外科的治療の効果

外科的治療により空洞を縮小することにより得られる痛みの改善率に関して阿部らは 21/29（72％）[7]，Milhorat らは 22/37（59％）[1]と報告しており，手術により空洞を縮小することは痛みの軽減に重要である（Ⅴ）．しかし，患者サイドのアンケート調査[8]では，術後の痛みに関しては，よくなった 23 例（50％），不変 18 例（39％），悪化 5 例（11％）との結果であり，改善率は医師サイドの報告に比較してやや減少した．また，最も辛いこととして痛みを 21 例（36％）で挙げており，手術により空洞縮小を達成しても，痛みに対する治療が必要となる場合が少なくないことをうかがわせた．

痛みに対する外科的治療として期待される治療として，脊髄神経後根入口部破壊術が挙げられるが[9]，破壊的手術による除痛効果には長期的には再発の問題があり，また再発した場合にはさらに難治化してしまう可能性があり適応は慎重にすべきである．また，MRI 対応の脊髄刺激装置が開発され，脊髄刺激療法も脊髄空洞症に合併する neuropathic pain に応用されるようになっているが，刺激部位の問題，長期成績が不明であることなど，今後知見の集積が必要と考えられる[10]（Ⅴ）．

2）薬物療法の効果

脊髄空洞症に合併する neuropathic pain は種々の薬物療法に対して抵抗性とされており，われわれの経験からも通常の NSAIDs のような鎮痛薬はほとんど無効である．しかし実際の臨床の場では鎮痛薬，筋弛緩薬，抗うつ薬，抗不安薬，抗けいれん薬などを組み合わせて経過観察しているのが実状である．

最近,neuropathic pain に対して抗けいれん薬として使用されていた gabapentin,pregabalin が国内でも使用できるようになり,その有効性が報告されている[11].特に pregabalin については著効例も経験しており,著者も第1選択として使用している(V).

● 文献

1) Milhorat TH, Kotzen RM, Mu HTM et al : Dysesthetic pain in patients with syringomyelia. Neurosurgery 38 : 940-947, 1996
2) Milhorat TH, Johnson RW, Milhorat RH et al : Clinicopathological correlation in syringomyelia using axial magnetic resonance imaging. Neurosurgery : 37 206-213, 1995
3) 磯島 晃,野田靖人,谷 諭ほか:脊髄空洞症における痛みの頻度と病態.脊髄脊椎 14:1181-1186, 2002
4) 野田靖人,阿部俊昭,長島弘泰ほか:Chiari I 型奇形に伴なう脊髄空洞症における難治性感覚障害例の形態学的・電気生理学的検討.脊椎外科 18:9-15, 2004
5) Ducreux D, Attal N, Parker F, et al : Mechanisms of central neuropathic pain: a combined psychophysical and fMRI study in syringomyelia. Brain 129 : 963-976, 2006
6) Hatem SM, Attal N, Ducreux D et al : Clinical, functional and structural determinants of central pain in syringomyelia. Brain 133 : 3409-3422, 2010
7) 阿部 弘,飛騨一利,岩崎喜信ほか:脊髄空洞症による難治性疼痛の病態と治療.厚生省精神・神経疾患委託研究8公-5.脊髄空洞症及び二分脊椎症に伴なう脊髄病態及び治療に関する研究.平成8年度研究報告書:71-76, 1997
8) 谷 諭,阿部俊昭,野田靖人ほか:Chiari 奇形に伴なう脊髄空洞症に対する外科的治療効果-患者アンケート調査の結果から-.脊髄外科 13:165-170, 1999
9) Prestor B : Microsurgical junctional DREZ coagulation for treatment of deafferentation pain syndromes. Surg Neurol 56 : 259-265, 2001
10) Campos WK, Almeida de Oliveira YS, Ciampi de Andrade D et al : Spinal cord stimulation for the treatment of neuropathic pain related to syringomyelia. Pain Med 14 : 767-768, 2013
11) 中野範,森山萬秀,村川和重:神経障害性疼痛 治療 薬物療法 抗てんかん薬.Clinical Neuroscience 27 : 550-551, 2009

【COI 情報】
・磯島 晃:なし

(磯島 晃)

第Ⅳ章 しびれ感の主要な原因疾患

9 糖尿病性神経障害

1 はじめに

　糖尿病性神経障害は糖尿病患者に生じる末梢神経障害の総称であり，対称性多発ニューロパチー，局所性・多発単ニューロパチーなどの種々の病型が含まれる[1]．本項では複数の病型のなかから，最も頻度が高く罹病期間の長期化とともに必発ともいえる，対称性の多発ニューロパチーにおけるしびれ感について扱う．

2 頻度

　本邦における糖尿病の成人における有病者数は多い．2012（平成24）年の国民健康・栄養調査の結果によると，20歳以上の成人において，糖尿病が強く疑われる者は約950万人，糖尿病の可能性を否定できない者は約1,100万人と推計された[2]．神経障害発症の頻度やリスク因子は1型と2型糖尿病で異なると考えられており，それぞれの病型における神経障害の頻度が検討されている．

　1型糖尿病を対象とした研究では，自覚症状（しびれ，感覚低下，排尿障害など），腱反射消失（アキレス腱または膝蓋腱），年齢別振動覚異常，自律神経検査所見異常（起立性低血圧/心拍変動消失）の4項目のうち2つ以上の異常を有するものを糖尿病性神経障害と定義し，3,250例のインスリン依存型糖尿病患者の28%で神経障害を認めたと報告した[3]．

　2型糖尿病に関しては，新規に診断された患者133例を10年間追跡した報告がある[4]．自覚症状（しびれ，疼痛），神経伝導検査により診断される神経障害の有病率は，診断時は8.3%であったが，10年後には41.9%に上昇した．また，しびれを有する患者は診断時には約10%であったが，10年後には約30%

まで増加した．

　以上の報告はしびれ感の有病率に特化したものではなく，神経障害の頻度を検討した研究である．しかし，病型や罹病期間を問わず，糖尿病患者の約1/3が神経障害を有し[5]，そのなかにしびれ感を有する例が一定数存在すると解釈できる．したがって，前述の糖尿病の有病者数を考慮すると，糖尿病による多発ニューロパチーは成人におけるしびれ感の最も頻度の高い原因の1つであると総括できる．また，しびれ感の悪化とともに，多くの例では痛みを伴う．痛みを有する患者の頻度は糖尿病患者の約10〜26％とされる[6]．一方，耐糖能異常の段階においてもニューロパチーがすでに生じ，しびれ・疼痛の原因となりうることも報告されている[5,7,8]．したがって，耐糖能異常がしびれ感の原因となりうることにも留意が必要である．

3　程度

　糖尿病の多発ニューロパチーによる自覚症状には，ピリピリ・ジンジン・感覚鈍麻・錯感覚など，種々のものが含まれる．これらの症状のいずれも，患者によってはしびれ感と表現されうる．多くの患者においては初期には無症状であったものが，罹病期間の長期化とともに足先や足底のしびれや感覚鈍麻を生じる．神経障害の悪化とともにしびれ・感覚鈍麻の範囲は緩徐に上行し，程度も強くなる．しびれの悪化とともに，疼痛を有する頻度も増加し，生活の質 quality of life（QOL）や日常生活動作の支障となる．

　糖尿病による多発ニューロパチーの進行期に生じる疼痛の評価法には，疼痛そのものの程度を評価する方法と疼痛によるQOL障害の程度を評価する方法の2つがある．前者としてはvisual analogue scale（VAS）やnumerical rating scale（NRS）などが，後者としてはmodified Brief Pain Inventory Short FormやMcGill Pain Questionnaireなどがある[6,9,10]．

4　病態

　糖尿病による多発ニューロパチーの成因は不明の点が多いが，代謝障害と微

小血管障害の双方が複雑に関与すると考えられている．その背景には，高血糖をはじめ，ポリオール代謝の異常，酸化ストレスの亢進，終末糖化産物の蓄積，ミトコンドリア機能異常など，複数の病態の存在が想定されている[11~13]．また，1型または2型の病型により，ニューロパチーの発症や増悪のリスク要因が異なることも知られている．1型糖尿病では，血糖コントロールは神経障害の発症を抑制する[14,15]．一方で，2型糖尿病では血糖コントロールのニューロパチー進展抑制に対する効果は限定的とされる[16,17]．また，肥満，高中性脂肪血症，高コレステロール血症，高血圧，喫煙は神経障害のリスク要因と考えられている[18,19]．

5 治療

糖尿病による多発ニューロパチーによるしびれ感に対する治療手段は，ニューロパチーの進展抑制を目的とする治療と，強いしびれ感や疼痛に対する治療の大きく2つに分けられる．進展抑制を目的とした治療手段として，ランダム化群間比較試験が実施され実用化に至っているのは，血糖コントロール，アルドース還元酵素阻害薬，αリポ酸（本邦未承認）である．疼痛に対する治療手段としては，セロトニン・ノルアドレナリン再取り込み阻害薬，抗てんかん薬，三環系抗うつ薬，オピオイドなどが利用されている．

厳格な血糖コントロールは1型糖尿病のニューロパチーにおいて臨床的悪化の抑制効果が示されている（Ⅰ-A）[20]．一方，2型糖尿病では厳格な血糖コントロールを行っても，臨床的なニューロパチーの発現頻度は減少の傾向にとどまり有意差は得られなかった．振動覚や神経伝導検査異常の悪化は抑制した（Ⅰ）[20]．一方で，厳格な血糖コントロールに伴い重篤な低血糖エピソードの発現は有意に増加することに，留意が必要である[20]．

アルドース還元酵素阻害薬は epalrestat が本邦で承認されている．しかし，複数のアルドース還元酵素阻害薬の効果を検討したメタアナリシスでは，その有効性は証明されなかった[21]．抗酸化薬であるαリポ酸はメタアナリシスにより有効性ありと結論され（Ⅰ）[22]，一部の国では実用化されている．

糖尿病によるニューロパチーに伴う疼痛に対する治療薬として，メタアナリ

シスで有効性が示されているのは，セロトニン・ノルアドレナリン再取り込み阻害薬(duloxetine, venlafaxine)，capsaicinクリーム(本邦未承認)，抗てんかん薬(carbamazepine, gabapentin, pregabalin)，三環系抗うつ薬(amitriptyline)の有効性が示されている[23~25]（Ⅰ-A）．一方，有害事象として，三環系抗うつ薬，セロトニン・ノルアドレナリン再取り込み阻害薬，抗てんかん薬では眠気・めまい感が，三環系抗うつ薬では口渇が，pregabalin, capsaicinで末梢性浮腫や灼熱感が生じる可能性がある．また，オピオイドに関しては，比較的少数のランダム化群間比較試験が実施され[26~29]，tramadol, tramadol/acetaminophen, oxycodoneなどにおいて，有効性が報告されている（Ⅱ）[26~29]．しかし，oxycodoneに関してはメタアナリシスが実施され，糖尿病によるニューロパチーの疼痛の有効性を示すバイアスのない確固たるエビデンスは現時点ではないとされた[29]．

● 文献

1) Thomas PK : Classification, differential diagnosis, and staging of diabetic peripheral neuropathy. Diabetes 46 Suppl 2 : S54-S57, 1997
2) 厚生労働省ホームページ．平成24年「国民健康・栄養調査」の結果．
http://www.mhlw.go.jp/file/04-Houdouhappyou-10904750-Kenkoukyoku-Gantaisakukenkouzoushinka/0000099296.pdf （2016年7月アクセス）
3) Tesfaye S, Stevens LK, Stephenson JM et al : Prevalence of diabetic peripheral neuropathy and its relation to glycaemic control and potential risk factors : the EURODIAB IDDM Complications Study. Diabetologia 39 : 1377-1384, 1996
4) Partanen J, Niskanen L, Lehtinen J et al : Natural history of peripheral neuropathy in patients with non-insulin-dependent diabetes mellitus. N Engl J Med 333 : 89-94, 1995
5) Vinik AI : CLINICAL PRACTICE. Diabetic Sensory and Motor Neuropathy. N Engl J Med 374 : 1455-1464, 2016
6) Tesfaye S, Boulton AJ, Dickenson AH : Mechanisms and management of diabetic painful distal symmetrical polyneuropathy. Diabetes Care 36 : 2456-2465, 2013
7) Singleton JR, Smith AG, Bromberg MB : Increased prevalence of impaired glucose tolerance in patients with painful sensory neuropathy. Diabetes Care 24 : 1448-1453, 2001
8) Novella SP, Inzucchi SE, Goldstein JM : The frequency of undiagnosed diabetes and impaired glucose tolerance in patients with idiopathic sensory neuropathy. Muscle Nerve 24 : 1229-1231, 2001
9) Zelman DC, Gore M, Dukes E et al : Validation of a modified version of the brief pain inventory for painful diabetic peripheral neuropathy. J Pain Symptom Manage 29 : 401-410, 2005
10) Melzack R : The short-form McGill Pain Questionnaire. Pain 30 : 191-197, 1987
11) Juster-Switlyk K, Smith AG : Updates in diabetic peripheral neuropathy. F1000Res.

2016 ; 5. pii : F1000 Faculty Rev-738
12) Singh R, Kishore L, Kaur N : Diabetic peripheral neuropathy : current perspective and future directions. Pharmacol Res 80 : 21-35, 2014
13) Cameron NE, Eaton SE, Cotter MA et al : Vascular factors and metabolic interactions in the pathogenesis of diabetic neuropathy. Diabetologia 44 : 1973-1988, 2001
14) The Diabetes Control and Complications Trial Research Group : The effect of intensive treatment of diabetes on the development and progression of long-term complications in insulin-dependent diabetes mellitus. N Engl J Med 329 : 977-986, 1993
15) Linn T, Ortac K, Laube H et al : Intensive therapy in adult insulin-dependent diabetes mellitus is associated with improved insulin sensitivity and reserve : a randomized, controlled, prospective study over 5 years in newly diagnosed patients. Metabolism 45 : 1508-1513, 1996
16) Ismail-Beigi F, Craven T, Banerji MA et al : ACCORD trial group. Effect of intensive treatment of hyperglycaemia on microvascular outcomes in type 2 diabetes : an analysis of the ACCORD randomised trial. Lancet 376 : 419-430, 2010
17) Duckworth W, Abraira C, Moritz T et al : VADT Investigators. Glucose control and vascular complications in veterans with type 2 diabetes. N Engl J Med 360 : 129-139, 2009
18) Tesfaye S, Chaturvedi N, Eaton SE et al : Vascular risk factors and diabetic neuropathy. N Engl J Med 352 : 341-350, 2005
19) Callaghan B, Feldman E : The metabolic syndrome and neuropathy : therapeutic challenges and opportunities. Ann Neurol 74 : 397-403, 2013
20) Callaghan BC, Little AA, Feldman EL et al : Enhanced glucose control for preventing and treating diabetic neuropathy. Cochrane Database Syst Rev : CD007543, 2012
21) Chalk C, Benstead TJ, Moore F : Aldose reductase inhibitors for the treatment of diabetic polyneuropathy. Cochrane Database Syst Rev : CD004572, 2007
22) Ziegler D, Nowak H, Kempler P et al : Treatment of symptomatic diabetic polyneuropathy with the antioxidant alpha-lipoic acid : a meta-analysis. Diabet Med 21 : 114-121, 2004
23) Griebeler ML, Morey-Vargas OL, Brito JP et al : Pharmacologic interventions for painful diabetic neuropathy : An umbrella systematic review and comparative effectiveness network meta-analysis. Ann Intern Med 161 : 639-649, 2014
24) Rudroju N, Bansal D, Talakokkula ST et al : Comparative efficacy and safety of six antidepressants and anticonvulsants in painful diabetic neuropathy : a network meta-analysis. Pain Physician 16 : E705-E714, 2013
25) Zhang SS, Wu Z, Zhang LC et al : Efficacy and safety of pregabalin for treating painful diabetic peripheral neuropathy : a meta-analysis. Acta Anaesthesiol Scand 59 : 147-159, 2015
26) Harati Y, Gooch C, Swenson M et al : Double-blind randomized trial of tramadol for the treatment of the pain of diabetic neuropathy. Neurology 50 : 1842-1846, 1998
27) Freeman R, Raskin P, Hewitt DJ et al : Randomized study of tramadol/acetaminophen versus placebo in painful diabetic peripheral neuropathy. Curr Med Res Opin 23 : 147-161, 2007
28) Ko SH, Kwon HS, Yu JM et al : Comparison of the efficacy and safety of tramadol/acetaminophen combination therapy and gabapentin in the treatment of painful diabetic

neuropathy. Diabet Med 27 : 1033-1040, 2010
29) Gaskell H, Moore RA, Derry S et al : Oxycodone for neuropathic pain and fibromyalgia in adults. Cochrane Database Syst Rev : CD010692, 2014

【COI情報】
・三澤園子：ファイザー株式会社

(三澤園子)

第Ⅳ章 しびれ感の主要な原因疾患

10 Guillain-Barré 症候群・慢性炎症性多発ニューロパチー

1 はじめに

　Guillain-Barré 症候群 Guillain-Barré syndrome (GBS) は急性の発症様式を特徴とする免疫介在性の末梢神経疾患 (ニューロパチー) である．通常は運動障害を主徴とし，4 週間以内に極期に達する単相性の経過を呈することを特徴とする[1]．多くは先行感染の 1〜3 週間後に筋力低下などの神経症状にて発症し，1 か月以内に症状のピークを迎える．約 2/3 の患者で *Campylobacter jejuni*，cytomegalovirus，Epstein-Barr virus，*Mycoplasma pneumoniae*，*Haemophilus influenzae* などによる上気道や消化管などの先行感染症状を認める．

　末梢神経伝導検査所見から，おおまかには脱髄型の急性炎症性脱髄性多発神経炎 acute inflammatory demyelinating polyneuropathy (AIDP) と軸索障害型の急性運動性軸索型神経炎 acute motor axonal neuropathy (AMAN) および急性運動感覚性軸索型神経炎 acute motor sensory axonal neuropathy (AMSAN) に分類される[2]．軸索障害型は *Campylobacter jejuni* 感染との関連が深いことが示されている[3]．わが国においては，欧米と比較して軸索障害型の頻度が高い．

　一方，慢性炎症性脱髄性多発ニューロパチー chronic inflammatory demyelinating polyradiculoneuropathy (CIDP) は 2 か月以上にわたる進行性ないしは再発性の経過を呈し，四肢の運動感覚障害を特徴とする免疫介在性ニューロパチーである[4]．CIDP の診断は主に臨床所見と電気生理所見に基づいて行われ，これまでにいくつかの診断基準が提唱されてきたが，現在では European Federation of Neurological Societies/Peripheral Nerve Society (EFNS/PNS) の診断基準が多く用いられている[5]．

2 臨床症候

典型的な GBS の主症状は急性に発症する四肢の筋力低下であり，おおむね左右対称の症状を呈する．しばしば眼球運動障害，顔面神経麻痺，球麻痺などの脳神経障害を合併する．AIDP では高率にしびれ感を含む感覚障害を認めるが，AMAN では通常，感覚障害を認めないが，感覚異常や軽度の感覚神経伝導異常を呈する症例もある．通常，感覚障害は運動障害より軽度であるが，痛みを伴うことが多い．運動障害は呼吸筋にも及び，人工呼吸器による管理が必要になる場合もある．運動感覚系の障害のほかに，特に AIDP では徐脈，頻脈などの不整脈や起立性低血圧，膀胱直腸障害などの自律神経障害もしばしばみられる．時に致死的な不整脈が生じる場合もあり，特に急性期には注意が必要である[6]．症状は発症後4週以内に極期に達し，その後徐々に快方に向かう．

CIDP に関しては，現在多く用いられている EFNS/PNS 診断基準では，2か月以上にわたる慢性進行，階段状増悪，あるいは再発型の経過を呈し，四肢対称性・びまん性の障害分布の筋力低下としびれ感を含む感覚異常を呈する症例を典型的 CIDP とする一方，非典型的 CIDP として，遠位優位型 distal acquired demyelinating symmetric（DADS），非対称型 multifocal acquired demyelinating sensory and motor neuropathy（MADSAM，Lewis-Sumner 症候群と同義），局所型，純粋運動型，および純粋感覚型の5種類の亜型を挙げている[5]．

3 検査所見

GBS と CIDP では末梢神経伝導検査所見が診断に重要な役割をはたす．AIDP と CIDP では脱髄を示唆する所見，すなわち神経伝導速度の低下，遠位潜時の延長，伝導ブロックや時間的分散の出現，F 波の出現頻度の低下などが診断上有用な所見となる．神経生検ではマクロファージの貪食による脱髄像がみられることがある（Fig. 1）．一方，AMAN と AMSAN では軸索障害を示唆する所見，すなわち前者では複合筋活動電位の低下，後者では複合筋活動電位

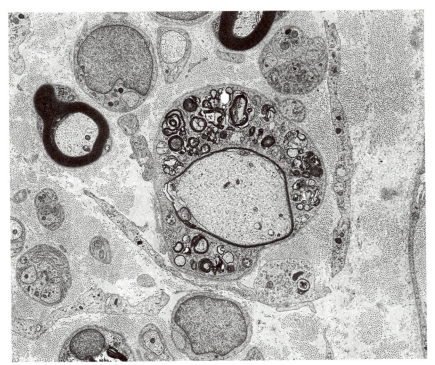

Fig. 1 慢性炎症性脱髄性多発ニューロパチー患者の腓腹神経生検病理所見
電顕横断像．マクロファージの貪食による脱髄像を認める．

と感覚神経活動電位の低下がみられる．

血液検査では糖脂質，特にガングリオシドに対する抗体が陽性の場合は GBS の診断上有用な所見となる[7〜9]．近年，CIDP においては一部の症例において neurofascin 155 や contactin 1 に対する抗体が陽性になることが報告されている[10,11]．脳脊髄液の検査では細胞数が正常で，蛋白のみが高値を示す，いわゆる蛋白細胞解離が GBS と CIDP で有名な所見である．GBS においては，蛋白細胞解離は発症直後にはみられない場合が多いことに留意する．

4 治療

　GBS の治療として確立されたものとしては，経静脈的免疫グロブリン療法（IVIg）（Ⅰ）と血液浄化療法（Ⅰ）があり，両者の効果はほぼ同等である．わが国では簡便性，利便性を考慮して IVIg が第 1 選択となる場合が多い[1]．リハビリテーションも関節可動域の保持という観点から重要である．60〜80％の症例で疼痛を合併するといわれており，リハビリテーションの阻害因子ともなりうることから，gabapentin や carbamazepin や pregabalin などを用いた対症療法についても考慮する[1]．難治例にオピオイドが有用であったとする報告もある[1]．

　CIDP の第 1 選択の治療としては IVIg（Ⅰ），副腎皮質ステロイド薬（Ⅱ），血液浄化療法（Ⅰ）がある[4]．これらの治療の効果の優劣はないが，効果は IVIg と血液浄化療法が比較的早期に得られる一方，副腎皮質ステロイド薬は月単位で効果が認められるのが特徴である．その他の補足的治療としては，azathioprine，IFNβ-1α，methotrexate，ciclosporin，mycophenolate mofetil，cyclophosphamide などの有効性を示唆する報告があるが，先に述べた第 1 選択治療のうちの 1 つの治療が無効と判断された場合でも他の第 1 選択の治療が有効な症例が報告されていることから，原則として第 1 選択治療以外の補足的治療を考慮する前に，施行可能な第 1 選択治療を試みるべきである[4]．CIDP においては疼痛を訴える患者の頻度は高くない．疼痛がある場合は CIDP そのものに対する免疫治療が奏功することによって疼痛の軽減が期待できるとされているが[4,12]，対症療法についても適宜考慮する[4]．

● 文献

1）「ギラン・バレー症候群，フィッシャー症候群診療ガイドライン」作成委員会編：ギラン・バレー症候群，フィッシャー症候群診療ガイドライン 2013．南江堂，東京，2013
2）Kuwabara S, Ogawara K, Sung JY et al : Differences in membrane properties of axonal and demyelinating Guillain-Barré syndromes. Ann Neurol 52 : 180-187, 2002
3）Koga M, Takahashi M, Masuda M et al : Campylobacter gene polymorphism as a determinant of clinical features of Guillain-Barré syndrome. Neurology 65 : 1376-1381, 2005
4）「慢性炎症性脱髄性多発根ニューロパチー，多巣性運動ニューロパチー診療ガイドライ

ン」作成委員会編:慢性炎症性脱髄性多発根ニューロパチー,多巣性運動ニューロパチー診療ガイドライン 2013. 南江堂,東京,2013
5) Joint Task Force of the EFNS and the PNS : European Federation of Neurological Societies/Peripheral Nerve Society Guideline on management of chronic inflammatory demyelinating polyradiculoneuropathy : report of a joint task force of the European Federation of Neurological Societies and the Peripheral Nerve Society—First Revision. J Peripher Nerv Syst 15 : 1-9, 2010
6) Kanda T, Hayashi H, Tanabe H et al : A fulminant case of Guillain-Barré syndrome : topographic and fibre size related analysis of demyelinating changes. J Neurol Neurosurg Psychiatry 52 : 857-864, 1989
7) Yuki N, Yoshino H, Sato S et al : Acute axonal polyneuropathy associated with anti-GM1 antibodies following Campylobacter enteritis. Neurology 40 : 1900-1902, 1990
8) Kusunoki S, Chiba A, Kon K et al : N-acetylgalactosaminyl GD1a is a target molecule for serum antibody in Guillain-Barré syndrome. Ann Neurol 35 : 570-576, 1994
9) Kaida K, Morita D, Kanzaki M et al : Ganglioside complexes as new target antigens in Guillain-Barré syndrome. Ann Neurol 56 : 567-571, 2004
10) Miura Y, Devaux JJ, Fukami Y et al : Contactin 1 IgG4 associates to chronic inflammatory demyelinating polyneuropathy with sensory ataxia. Brain 138 : 1484-1491, 2015
11) Ogata H, Yamasaki R, Hiwatashi A et al : Characterization of IgG4 anti-neurofascin 155 antibody-positive polyneuropathy. Ann Clin Transl Neurol 2 : 960-971, 2015
12) Boukhris S, Magy L, Khalil M et al : Pain as the presenting symptom of chronic inflammatory demyelinating polyradiculoneuropathy(CIDP). J Neurol Sci 25 : 33-38, 2007

【COI 情報】
・小池春樹:ファイザー株式会社

(小池春樹)

第Ⅳ章 しびれ感の主要な原因疾患

11 small fiber neuropathy

1 はじめに

small fiber neuropathy は Aδ・C 線維が選択的もしくは優位に障害され，疼痛・しびれや自律神経障害を主徴とする病態である．耐糖能異常，サルコイドーシス，Fabry 病などの全身疾患を背景として，またアルコールなどによる中毒性・薬剤性ニューロパチーとして，種々の原因により small fiber neuropathy は生じる．また，原因の特定できない特発例も存在する．本項では，small fiber neuropathy の頻度，病態，診断，治療について概説する．

2 頻度

small fiber neuropathy の発症率・有病率などに関する疫学研究は，診断手段の普及が十分でないこと，診断基準が統一されていないことなどを背景に，現時点までに一報のみが報告されている[1]．年間罹患率は 10 万人あたり 11.73（男性 15.6，女性 8.2），有病率は 10 万人あたり 52.95（男性 60.9，女性 45.4）とされる．男性に多く，また 65 歳以上の高齢者に多い．しかし，本研究には，2006〜2011 年のオランダの small fiber neuropathy とサルコイドーシスのセンターにおけるデータの蓄積から算出されたというバイアスが存在する．そのため，一般的人口における実際の頻度とは相違が生じている可能性がある．

3 病態

Aδ・C 線維が，温・冷感覚や侵害刺激・熱刺激で惹起される疼痛の伝搬，自律神経機能に関与することから，small fiber neuropathy ではしびれ・疼痛などの感覚神経の陽性症状，温・冷覚の低下などの陰性症状，種々の自律神経

Table 1 small fiber neuropathy と関連する疾患

純粋な small fiber neuropathy, small fiber 優位の neuropathy を生ずる疾患
　代謝性
　　耐糖能異常, 脂質異常症, 甲状腺機能低下症
　免疫介在性
　　サルコイドーシス, Sjögren 症候群, セリアック病, 炎症性腸疾患, 傍腫瘍症候群
　感染性
　　ハンセン病, Epstein-Barr ウイルス
　中毒性・薬剤性
　　抗レトロウイルス薬, bortezomib, metronidazole, flecainide, nitrofurantoin(抗菌薬, 日本未承認), アルコール
　遺伝性
　　Nav1.7 変異, Fabry 病, 肢端紅痛症, Ross 症候群, ヘモクロマトーシス
　特発性
　　特発性 small fiber neuropathy, 口腔灼熱症候群
大径線維障害へ進展する small fiber neuropathy
　代謝性
　　糖尿病, 慢性腎臓病
　免疫介在性
　　アミロイドーシス, 血管炎, 全身性エリテマトーデス, Guillain-Barré 症候群
　感染性
　　ヒト免疫不全ウイルス, C 型肝炎, Lyme 神経ボレリア症
　中毒性・薬剤性
　　ビタミン B_6 過剰症
　遺伝性
　　家族性アミロイドーシス, Fabry 病, Tangier 病, Friedrich 運動失調症, 脳腱黄色腫症, 遺伝性感覚性自律神経性ニューロパチー

(Hoeijmakers JG, Faber CG, Lauria G et al: Small-fibre neuropathies—advances in diagnosis, pathophysiology and management. Nat Rev Neurol 8: 369-379, 2012 より一部改変)

症状を生じる.

　small fiber neuropathy の本邦で生じうる主な原因を Table 1 にまとめる. 感覚・自律神経障害を主徴とする Guillain-Barré 症候群のまれな亜型は末梢神経系のみの罹患にとどまる. しかしその他の多くは, 末梢神経系以外に代謝異常, 自己免疫疾患, 薬剤曝露などの全身性の原因が存在することに留意が必要である. それぞれの原因疾患の頻度は, 報告により異なる[2,3]. チェコ(南モラビア州)からの報告では, 84 例の small fiber 優位の painful neuropathy の強力なリスク要因として, 糖尿病を挙げている[2]. 一方, 米国からの報告では, 125 例の検討において, 特発性が主な原因(73%)で, 糖尿病は 10% であったとしている[3].

　糖尿病では, 神経障害の明確な自他覚症状が生じる以前の段階のみならず, 耐糖能異常の段階でも, 小径線維がすでに障害されていることが示されてい

> **COLUMN** 肢端紅痛症
>
> 肢端紅痛症は発作性の紅潮・灼熱痛・局所の皮膚温上昇を主徴とする稀な疾患である．原発性と二次性に大別される．原発性の家族性肢端紅痛症の原因として，電位依存性のNaチャネル(Nav 1.7)をコードする*SCN9A*遺伝子の異常が同定されている．Nav 1.7は後根神経節中の感覚神経細胞，交感神経節細胞に発現している．そのため，このチャネルの遺伝子異常は感覚神経・自律神経の過興奮性を誘発し，肢端紅痛症の特徴的な症状を発現させると考えられている．二次性の肢端紅痛症の背景には，骨髄増殖性疾患などの全身性疾患が存在する可能性があり，注意が必要である．頻度が稀なため，臨床医が本疾患を知らないことも少なくない．だが，本疾患の予後は不良であり，適切な診断と治療が望まれる．

る．つまり，大径線維障害に先駆けて，小径線維障害が生じる可能性が指摘されている[4,5]．糖尿病では，神経障害の病態としてポリオール代謝異常，血管障害などが想定されている[5]．そのほか，表皮のケラチノサイトより産生される神経成長因子の減少が小径線維の障害と関連する可能性が指摘されている[6]．

免疫介在性のsmall fiber neuropathyの疼痛発現の病態では，サイトカインの関与も想定されている[5,7,8]．small fiber neuropathy患者の皮膚におけるサイトカインの遺伝子発現についての検討では，TNFαをはじめとする炎症性サイトカインの発現が，罹患部位で非罹患部位と比較し上昇しており，疼痛への関与が指摘されている[8]．そのほか，peripherin-IgGなどの自己抗体の関与の可能性についての報告もある[9]．

明確な原因の特定できない特発性とされたsmall fiber neuropathy患者の一部において，電位依存性Naチャネル(Nav1.7)の機能獲得型(gain of function)変異が生じていることが，最近報告され[10]，注目されている．Nav1.7は後根神経節，交感神経節細胞に多く発現している．同定された変異により，神経細胞の自発発射や興奮性増大が生じ，神経変性が促進する可能性がある．

4 診断

診断の手順は，感覚障害や自律神経障害の原因としてsmall fiber neuropathy

Table 2　small fiber neuropathy の診断基準

```
possible small fiber neuropathy
    長さ依存性の神経症状の存在
        and/or 小径線維障害の臨床的徴候

probable small fiber neuropathy
    長さ依存性の神経症状の存在
        and 小径線維障害の臨床的徴候
        and 腓腹神経伝導検査の正常所見

definite small fiber neuropathy
    長さ依存性の神経症状の存在
        and 小径線維障害の臨床的徴候
        and 腓腹神経伝導検査の正常所見
        and 表皮内神経線維密度の減少
        and/or 定量的感覚検査の異常
```

(Lauria G, Merkies IS, Faber CG : Small fibre neuropathy. Curr Opin Neurol 25 : 542-549, 2012 より一部改変)

の存在を証明すること，原因となる基礎疾患を検索することの2段階で行う．

　small fiber neuropathy の診断基準は複数存在する[11〜13]．最近提唱されたものは，病因にかかわらず，すべての small fiber neuropathy を自覚症状，診察所見，検査所見に基づき，possible，probable，definite の3段階で診断する (Table 2)[13]．

　自覚症状として，疼痛（灼熱感，うずくような痛み，チクチクする痛みなど），しびれ，アロディニア，温痛覚低下，自律神経障害（口渇，発汗異常，排尿障害，性機能障害，消化管運動異常，立ちくらみ，動悸など）の存在などから，small fiber neuropathy を疑う[4]．感覚障害の分布は，四肢遠位に症状が強い，長さ依存性の分布を呈することが多い．しかし，免疫介在性の病態などでは長さ依存性の分布に沿わず，顔面・体幹・上腕などへの斑状の分布を呈する場合もあり[14]，留意が必要である．疼痛は温度の上昇でしばしば誘発される．こむら返り，restless legs 症候群，瘙痒などを伴うことがある[4]．

　診察所見としては，アロディニア，感覚過敏，温痛覚障害の有無に注目する．繰り返しの刺激で疼痛を生じる wind-up 現象も有用な所見となる[4,15]．大径線維に由来する筋力や腱反射は保たれる．

　検査所見としては，神経伝導検査で大径線維が正常に保たれていることを確

認し，皮膚生検での表皮内神経線維密度の低下，ニューロメーターなどを用いた定量的感覚検査 quantitative sensory testing での異常の有無が基本となる．しかし，神経伝導検査以外の検査は，施設を問わずにルーチンに実施されている検査ではないことが，small fiber neuropathy の診断に際してのハードルとなっている．

small fiber neuropathy の診断後は，背景の基礎疾患を検索する．Table 1 の各疾患を念頭に，患者の背景や病歴などに基づき，各種検索を進める．

5 治療

small fiber neuropathy によるしびれ感・疼痛に対する治療手段は，small fiber neuropathy 自体の進展抑制と，しびれ感・疼痛の対症療法の2つに分けられる．

small fiber neuropathy 自体の進展抑制のためには，原因となっている基礎疾患がある場合はその治療が原則である．耐糖能異常に伴う small fiber neuropathy は食事や運動などの生活習慣を改善することにより，表皮内の神経線維密度の増加と，疼痛の減少が生じることが示されている(Ⅳa-B)[16]．Guillain-Barré症候群では免疫グロブリン療法，血液浄化療法の有用性が示されている．しかし，感覚・自律神経障害を主徴とする亜型は非常にまれなため，同亜型における免疫調整療法の有効性については症例報告にとどまり，臨床試験の報告はない(Ⅴ-C)[17,18]．

対症療法に関しては，やはり small fiber neuropathy による疼痛・しびれを対象とした臨床試験の報告はない．そのため，small fiber neuropathy に特化した対症療法のエビデンスは確立されておらず，神経障害性疼痛に対して一般的に推奨されている薬剤が使用される．具体的には，三環系抗うつ薬，セロトニン・ノルアドレナリン再取り込み阻害薬，pregabalin，gabapentin などである．しかし，small fiber neuropathy 患者の QOL に関して検討した報告では，身体的および精神的な QOL の著しい低下を指摘しており[19]，治療の有効性が十分ではないことが示唆される．

● 文献

1) Peters MJ, Bakkers M, Merkies IS et al : Incidence and prevalence of small-fiber neuropathy : a survey in the Netherlands. Neurology 81 : 1356-1360, 2013
2) Bednarik J, Vlckova-Moravcova E, Bursova S et al : Etiology of small-fiber neuropathy. J Peripher Nerv Syst 14 : 177-183, 2009
3) Low VA, Sandroni P, Fealey RD et al : Detection of small-fiber neuropathy by sudomotor testing. Muscle Nerve 34 : 57-61, 2006
4) Chan AC, Wilder-Smith EP : Small fiber neuropathy : Getting bigger! Muscle Nerve 53 : 671-682, 2016
5) Hoeijmakers JG, Faber CG, Lauria G et al : Small-fibre neuropathies—advances in diagnosis, pathophysiology and management. Nat Rev Neurol 8 : 369-379, 2012
6) Anand P, Terenghi G, Warner G et al : The role of endogenous nerve growth factor in human diabetic neuropathy. Nat Med 2 : 703-707, 1996
7) Marchand F, Perretti M, McMahon SB : Role of the immune system in chronic pain. Nat Rev Neurosci 6 : 521-532, 2005
8) Uçeyler N, Kafke W, Riediger N et al : Elevated proinflammatory cytokine expression in affected skin in small fiber neuropathy. Neurology 74 : 1806-1813, 2010
9) Chamberlain JL, Pittock SJ, Oprescu AM et al : Peripherin-IgG association with neurologic and endocrine autoimmunity. J Autoimmun 34 : 469-477, 2010
10) Faber CG, Hoeijmakers JG, Ahn HS et al : Gain of function Na v 1.7 mutations in idiopathic small fiber neuropathy. Ann Neurol 71 : 26-39, 2012
11) Holland NR, Crawford TO, Hauer P et al : Small-fiber sensory neuropathies : clinical course and neuropathology of idiopathic cases. Ann Neurol 44 : 47-59, 1998
12) Lauria G : Small fibre neuropathies. Curr Opin Neurol 18 : 591-597, 2005
13) Lauria G, Merkies IS, Faber CG : Small fibre neuropathy. Curr Opin Neurol 25 : 542-549, 2012
14) Khan S, Zhou L : Characterization of non-length-dependent small-fiber sensory neuropathy. Muscle Nerve 45 : 86-91, 2012
15) Coste J, Voisin DL, Luccarini P et al : A role for wind-up in trigeminal sensory processing : intensity coding of nociceptive stimuli in the rat. Cephalalgia 28 : 631-639, 2008
16) Smith AG, Russell J, Feldman EL et al : Lifestyle intervention for pre-diabetic neuropathy. Diabetes Care 29 : 1294-1299, 2006
17) Oh SJ, LaGanke C, Claussen GC : Sensory Guillain-Barré syndrome. Neurology 56 : 82-86, 2001
18) Uncini A, Yuki N : Sensory Guillain-Barré syndrome and related disorders : an attempt at systematization. Muscle Nerve 45 : 464-470, 2012
19) Bakkers M, Faber CG, Hoeijmakers JG et al : Small fibers, large impact : quality of life in small-fiber neuropathy. Muscle Nerve 49 : 329-336, 2014

【COI 情報】
・p86 参照

(三澤園子)

第Ⅳ章 しびれ感の主要な原因疾患

12 遺伝性ニューロパチー

1 遺伝性ニューロパチーとは

　遺伝性ニューロパチーは，運動障害と感覚障害の程度によって大きく3つのタイプに分類することができる．最も多くみられるタイプは遺伝性運動感覚性ニューロパチー hereditary motor and sensory neuropathy（HMSN），別名シャルコー・マリー・トゥース病 Charcot-Marie-Tooth disease（CMT）であり，運動障害と感覚障害の双方がみられる[1]．また，末梢の運動神経のみが障害されるタイプは，遠位遺伝性運動ニューロパチー distal hereditary motor neuropathy に分類される[2]．一方，感覚障害が前景に出ているタイプは，遺伝性感覚性ニューロパチー hereditary sensory neuropathy（HSN）と称される．このタイプのニューロパチーはさまざまな程度の自律神経症候がみられることから，遺伝性感覚・自律神経性ニューロパチー hereditary sensory and autonomic neuropathy（HSAN）とよばれることも多い[3]．

　これらのほかに，遺伝性トランスサイレチン型アミロイドーシス（家族性アミロイドポリニューロパチー）やFabry病など，ニューロパチーをきたす遺伝性の全身性疾患は多くあるが，ここでは最も頻度が高く代表的な遺伝性ニューロパチーであるCMTについて述べる．

2 CMTの概念

　CMTは，上述したようにHMSNとも称される遺伝性の運動感覚性ニューロパチーである．最も頻度の高い遺伝性ニューロパチーであり，現在までに40以上の原因遺伝子が同定されている．臨床的には四肢遠位部優位の筋力低下と筋萎縮をきたし，逆シャンペンボトル様の下腿筋の萎縮や pes cavus といわれる凹足や，hammer toe といわれるPIP関節が屈曲してDIP関節が伸展

した槌状足趾などの下肢の変形が有名である．感覚障害に関しては運動障害に隠れて注目されないことも多いが，表在感覚・深部感覚ともに低下して歩行などの安定性に影響を及ぼす場合もある．また，しびれや痛みなどを強く訴える例もあり QOL を低下させる要因となりうる．電気生理学的に正中神経における運動神経伝導速度の 38 m/秒を境として脱髄型と軸索型に分けられ，脱髄型で常染色体優性遺伝の形式をとるものは CMT1，常染色体劣性遺伝の形式をとるものは CMT4，軸索型は CMT2 に分類される．CMT3 は幼少期に発症す

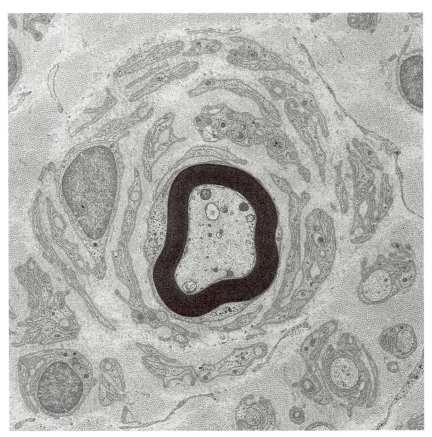

Fig. 1 Charcot-Marie-Tooth 病 1A 患者の腓腹神経生検病理所見
電顕横断像．長期間の脱髄・再髄鞘化に伴って生じた onion bulb を認める．

るDejerine-Sottas症候群と同義であり，現在はほとんど用いられていない．また，X染色体性の遺伝形式をとるものはCMTXとされる．さらに遺伝子座が同定された順にAからのアルファベットをつけて表示される．例えば，最初に報告されたCMT1の変異は*PMP22*の重複であり，この遺伝子の変異をもつものはCMT1Aと称される(Fig. 1)[4]．

3 CMTの治療

　CMT1Aは最も頻度の高いCMTであり，病態に対する理解が進むとともに，それに基づいた種々の治療が試みられている．CMT1Aのモデルマウスにアスコルビン酸を投与すると，*PMP22*のmRNAの発現が抑制されることが報告され[5]，CMT1A患者に対するアスコルビン酸の有効性を検証する臨床治験が行われた[6〜10]．ランダム化比較試験による有効性は見いだせなかったが，CMT1Aは幼少期から緩徐に進行する疾患であることから，感度の高い指標を用いて，より長期間での有効性を検証する必要があると考えられる[11]．アスコルビン酸のほかにもニューロトロフィン3(neurotrophin-3)の遺伝子治療やクルクミンなど，CMTの治療として有望視されているものがあり，今後の検証が待たれる[12,13]．

　CMTではこうした病態に基づいた治療のほかに，下肢の変形に対する外科的治療，装具の装着やリハビリテーションなども重要である．また，痛みがQOLを低下させる要因となりうることも報告されており[14]，このような観点からの薬物治療やリハビリテーションも重要である．

● 文献

1) Hattori N, Yamamoto M, Yoshihara T et al : Demyelinating and axonal features of Charcot-Marie-Tooth disease with mutations of myelin-related proteins(PMP22, MPZ and Cx32) : a clinicopathological study of 205 Japanese patients. Brain 126 : 134-151, 2003
2) Rossor AM, Kalmar B, Greensmith L et al : The distal hereditary motor neuropathies. J Neurol Neurosurg Psychiatry 83 : 6-14, 2012
3) Auer-Grumbach M : Hereditary sensory and autonomic neuropathies. Handb Clin Neurol 115 : 893-906, 2013

4) Roa BB, Garcia CA, Lupski JR : Charcot-Marie-Tooth disease type 1A : molecular mechanisms of gene dosage and point mutation underlying a common inherited peripheral neuropathy. Int J Neurol 25-26 : 97-107, 1991-1992
5) Passage E, Norreel JC, Noack-Fraissignes P et al : Ascorbic acid treatment corrects the phenotype of a mouse model of Charcot-Marie-Tooth disease. Nat Med 10 : 396-401, 2004
6) Verhamme C, de Haan RJ, Vermeulen M et al : Oral high dose ascorbic acid treatment for one year in young CMT1A patients : a randomised, double-blind, placebo-controlled phase II trial. BMC Med 7 : 70, 2009
7) Burns J, Ouvrier RA, Yiu EM et al : Ascorbic acid for Charcot-Marie-Tooth disease type 1A in children : a randomised, double-blind, placebo-controlled, safety and efficacy trial. Lancet Neurol 8 : 537-544, 2009
8) Micallef J, Attarian S, Dubourg O et al : Effect of ascorbic acid in patients with Charcot-Marie-Tooth disease type 1A : a multicentre, randomised, double-blind, placebo-controlled trial. Lancet Neurol 8 : 1103-1110, 2009
9) Pareyson D, Reilly MM, Schenone A et al : Ascorbic acid in Charcot-Marie-Tooth disease type 1A(CMT-TRIAAL and CMT-TRAUK) : a double-blind randomised trial. Lancet Neurol 10 : 320-328, 2011
10) Lewis RA, McDermott MP, Herrmann DN et al : High-dosage ascorbic acid treatment in Charcot-Marie-Tooth disease type 1A : results of a randomized, double-masked, controlled trial. JAMA Neurol 70 : 981-987, 2013
11) Gess B, Baets J, De Jonghe P et al : Ascorbic acid for the treatment of Charcot-Marie-Tooth disease. Cochrane Database Syst Rev 12 : CD011952, 2015
12) Patzkó A, Bai Y, Saporta MA et al : Curcumin derivatives promote Schwann cell differentiation and improve neuropathy in R98C CMT1B mice. Brain 135 : 3551-3566, 2012
13) Sahenk Z, Galloway G, Clark KR et al : AAV1.NT-3 gene therapy for charcot-marie-tooth neuropathy. Mol Ther 22 : 511-521, 2014
14) Ramchandren S, Jaiswal M, Feldman E, et al : Effect of pain in pediatric inherited neuropathies. Neurology 82 : 793-797, 2014

【COI情報】
・p91参照

(小池春樹)

第Ⅳ章 しびれ感の主要な原因疾患

13 アミロイドニューロパチー

1 はじめに

　アミロイドーシスの原因蛋白はこれまでに30以上報告されているが，ニューロパチーが生じるアミロイドーシスとしては，β_2ミクログロブリン沈着により手根管症候群を引き起こす透析アミロイドーシスや，多発ニューロパチーを引き起こす免疫グロブリン軽鎖の沈着による amyloid light-chain（AL）アミロイドーシスおよびトランスサイレチンの沈着による遺伝性ATTRアミロイドーシスなどが有名である[1]。これらのなかでも特に遺伝性ATTRアミロイドーシスは，高頻度にニューロパチーをきたすことから，家族性アミロイドポリニューロパチー familial amyloid polyneuropathy（FAP）とも称されている。FAPは，わが国ではトランスサイレチンのアミノ酸配列の30番目のバリンがメチオニンに変異したタイプ（FAP ATTR Val30Met）が最も多く，従来，長野県小川村と熊本県荒尾市の二大集積地と関連した症例が報告されてきたが[2〜4]，近年，集積地との関連を認めない例も多く報告されるようになり，この疾患は従来考えられていたほどまれではなく，ニューロパチーの鑑別診断において重要な位置を占めるようになっている[5,6]。

2 臨床像

　FAPやALアミロイドーシスは全身性アミロイドーシスであり，神経，心臓，腎臓，消化器，眼などへのアミロイドの沈着に伴い，さまざまな症状が出現する。末梢神経への沈着が生じると自律神経症候を伴った運動感覚型の多発ニューロパチーを呈する場合が多いが，手根管症候群がみられる場合もある[2,6]。

　アミロイドニューロパチーの臨床像は，集積地のFAP ATTR Val30Metの

ものが有名であり，20〜40歳代で発症し，解離性感覚障害とよばれる振動覚・関節位置覚などの深部感覚障害と比較して高度な触覚・温痛覚などの表在感覚障害を呈し，嘔吐，下痢・便秘，起立性低血圧，発汗低下，排尿障害などの自律神経症候が顕著であることなどが特徴とされてきた[2〜4]．これに対して非集積地のFAP ATTR Val30Metは50歳以上で発症し，男性優位であり，家族歴を有さない場合が多く，深部感覚と表在感覚が同程度に障害される傾向があり，自律神経障害は特に病初期には軽度である場合が多い[4,7,8]．自覚症状として上下肢，特に下肢のしびれや痛みを初期から訴えることが多い．解離性感覚障害が顕著な集積地の症例では火傷などをしないように注意することが必要である．

3 病理像

アミロイドニューロパチーでは，神経内鞘へのアミロイドの沈着と軸索変性に伴う神経線維の脱落がみられる(Fig. 1)[9]．アミロイドはコンゴーレッド染色で橙赤色に染色され，偏光顕微鏡で緑色偏光を呈する．電子顕微鏡下では線維性の構造物として観察される[10]．

FAP ATTR Val30Metの生検腓腹神経においては，集積地の若年発症例で，特に病初期には無髄線維も含めた小径線維優位の神経線維脱落がみられる[9]．これに対して非集積地の高齢発症例では小径線維優位の脱落を呈する場合もあるが，病初期から有髄線維が高度に脱落している例が多く，障害される神経線維の選択性を認めない場合が多い[5,9]．無髄線維は集積地の若年発症例に比べて保たれる傾向がある[5,9]．

4 治療

FAPの原因蛋白であるトランスサイレチンは主に肝臓で作られることから，1990年代初頭からFAPの治療として肝移植が広く行われるようになったが，非集積地の高齢発症例には有効ではないなどの問題があった[11]．近年はdiflunisal（本邦未承認）（非ステロイド系抗炎症薬の一種）やtafamidis（ビンダ

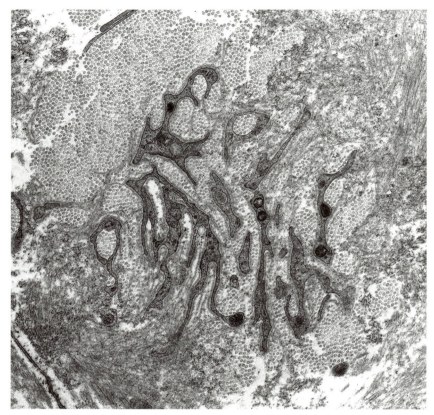

Fig. 1 家族性アミロイドポリニューロパチー患者の腓腹神経生検病理所見
電顕横断像．アミロイドに接したシュワン細胞は萎縮しており，無髄線維の脱落を認める．

ケル®)などの血中トランスサイレチンの安定化によりアミロイドの形成を抑制する薬剤，RNA干渉やアンチセンスオリゴヌクレオチドなどによる遺伝子治療，アミロイド線維の分解・除去を促進する抗体療法などに関する研究も進んでおり[12,13]，特に，tafamidis(ビンダケル®)に関してはわが国でも発売されている．

　ALアミロイドーシスにおいても，melphalanとprednisoloneの併用療法などの従来型の治療法以外にも，新規の薬剤や自己末梢血幹細胞移植などによっ

て予後の著しい改善がみられるようになってきており[14,15]，FAP と同様，早期の診断による早期からの治療介入が重要となっている．

アミロイドニューロパチーの診療ではこうした病態に基づいた治療のほかに，四肢のしびれ・痛み，自律神経症状，消化管症状などに対する対症療法も重要な位置を占める．しびれ・痛みに対してはアミロイドーシスに特異的な治療は報告されておらず，三環系抗うつ薬，セロトニン・ノルアドレナリン再取り込み阻害薬，抗けいれん薬（gabapentin や pregabalin など）などが選択肢となる[16]．難治性の疼痛を有する場合にはオピオイドも考慮する[16]．脊髄刺激療法が有用であったとする報告もある[17]．

● 文献

1) Sipe JD, Benson MD, Buxbaum JN et al : Nomenclature 2014 : Amyloid fibril proteins and clinical classification of the amyloidosis. Amyloid 21 : 221-224, 2014
2) Ikeda S, Nakazato M, Ando Y et al : Familial transthyretin-type amyloid polyneuropathy in Japan : clinical and genetic heterogeneity. Neurology 58 : 1001-1007, 2002
3) Ando Y, Nakamura M, Araki S : Transthyretin-related familial amyloidotic polyneuropathy. Arch Neurol 62 : 1057-1062, 2005
4) Koike H, Misu K, Ikeda S et al : Type I(transthyretin Met30)familial amyloid polyneuropathy in Japan : early-vs late-onset form. Arch Neurol 59 : 1771-1776, 2002
5) Koike H, Hashimoto R, Tomita M et al : Diagnosis of sporadic transthyretin Val30Met familial amyloid polyneuropathy : a practical analysis. Amyloid 18 : 53-62, 2011
6) Mariani LL, Lozeron P, Théaudin M et al : Genotype-phenotype correlation and course of transthyretin familial amyloid polyneuropathies in France. Ann Neurol 78 : 901-916, 2015
7) Koike H, Tanaka F, Hashimoto R et al : Natural history of transthyretin Val30Met familial amyloid polyneuropathy : analysis of late-onset cases from non-endemic areas. J Neurol Neurosurg Psychiatry 83 : 152-158, 2012
8) Misu K, Hattori N, Nagamatsu M et al : Late-onset familial amyloid polyneuropathy type I(transthyretin Met30-associated familial amyloid polyneuropathy) unrelated to endemic focus in Japan. Clinicopathological and genetic features. Brain 122 : 1951-1962, 1999
9) Koike H, Misu K, Sugiura M et al : Pathology of early-vs late-onset TTR Met30 familial amyloid polyneuropathy. Neurology 63 : 129-138, 2004
10) Koike H, Ando Y, Ueda M et al : Distinct characteristics of amyloid deposits in early-and late-onset transthyretin Val30Met familial amyloid polyneuropathy. J Neurol Sci 287 : 178-184, 2009
11) Koike H, Hashimoto R, Tomita M et al : Impact of aging on the progression of neuropathy after liver transplantation in transthyretin Val30Met amyloidosis. Muscle Nerve 46 : 964-970, 2012

12) Ueda M, Ando Y : Recent advances in transthyretin amyloidosis therapy. ransl Neurodegener 3 : 19, 2014
13) Sekijima Y : Transthyretin(ATTR)amyloidosis : clinical spectrum, molecular pathogenesis and disease-modifying treatments. J Neurol Neurosurg Psychiatry 86 : 1036-1043, 2015
14) Parmar S, Kongtim P, Champlin R et al : Auto-SCT improves survival in systemic light chain amyloidosis : a retrospective analysis with 14-year follow-up. Bone Marrow Transplant 49 : 1036-1041, 2014
15) Reece DE, Hegenbart U, Sanchorawala V et al : Long-term follow-up from a phase 1/2 study of single-agent bortezomib in relapsed systemic AL amyloidosis. Blood 124 : 2498-2506, 2014
16) Tsukanov J, Fabbro ED : Palliative care and symptom management in amyloidosis : A review. Curr Probl Cancer 40 : 220-228, 2016
17) Miyazaki Y, Koike H, Akane A, et al : Spinal cord stimulation markedly ameliorated refractory neuropathic pain in transthyretin Val30Met familial amyloid polyneuropathy. Amyloid 18 : 87-90, 2011

【COI情報】
・p91参照

(小池春樹)

第Ⅳ章 しびれ感の主要な原因疾患

14 腕神経叢障害

1 はじめに

　腕神経叢は，第5頸神経から第1胸神経までの5対の脊髄神経前枝からなり，近位部から遠位部へかけて神経幹，前枝・後枝，神経束を形成し，肩甲部・上肢の支配神経を分枝する．腕神経叢障害の原因・病態は，外傷，牽引，虚血，炎症，腫瘍，放射線治療など多岐にわたる．なかでも外傷性（交通外傷，スポーツ，労務災害）が圧倒的に多いが，本項では触れない．外傷を除く急性腕神経叢障害は炎症や虚血によるものが多く，急激に生じる肩・上肢の痛みやしびれ感が特徴である．慢性障害では悪性腫瘍や放射線照射による障害を考慮する必要があり，進行性の痛みやしびれ感，運動麻痺がみられる．腕神経叢障害の多くは病理学的には軸索障害であり，発症から数週間以降に筋萎縮が明らかとなる．しびれ感は腕神経症叢障害に一般的な症状であるが，その程度や頻度に関して検討した報告はない．各原因疾患に対する治療に加え，神経障害性疼痛に準じた治療を行う．

2 鑑別疾患

　以下に腕神経叢障害における主要な鑑別疾患を挙げる．本項では詳述しないが，糖尿病性ニューロパチー，Guillain-Barré症候群，慢性炎症性脱髄性多発性根ニューロパチー，遺伝性ニューロパチー（別項を参照）においても腕神経叢病変を伴う．

1）神経痛性筋萎縮症（特発性腕神経叢ニューロパチー）

　腕神経叢とその周辺を主座とする特発性の多発単神経障害である．中年以降の男性に多く，発症率は年間10万人あたり2〜3人とされる．ウイルス感染，

手術，運動，麻酔，外傷，ワクチン接種などが誘発因子であり，機械的ストレスや免疫的誘因により炎症性プロセスが惹起されるとする仮説がある．典型例では片側肩甲上腕部の神経痛で発症し，その改善に伴い上・中部腕神経叢分布の部分的な筋萎縮をきたし，長胸神経障害による翼状肩甲を呈することが多い．上腕外側や手に感覚低下や異常感覚がみられることが多い[1]．現時点では本症の治療法は確立されていない．1つの観察研究において，急性期（発症4週間以内）におけるステロイド投与が，疼痛の持続期間を短縮し，機能的回復の促進につながり得ることが示唆されている[2]（Ⅳb）．数か月から数年の経過で回復するが，麻痺が残存する例も多い．欧米を中心に常染色体優性遺伝形式を示す家系が報告されており，*septin 9* 遺伝子変異が半数以上の家系で見いだされている[1]．

2) 原発性腫瘍

まれであるが，神経鞘腫，神経線維腫，叢状神経線維腫，悪性末梢神経鞘腫瘍などが報告されている．多発性の神経線維腫，叢状神経線維腫は神経線維腫症1型に多い[3]．

3) 転移・浸潤性腫瘍

乳癌，肺癌，悪性リンパ腫の頻度が高い．肺尖部の腫瘍が第8頸神経，第1胸神経，腕神経叢下部，頸部交感神経節に浸潤し，上肢の疼痛，感覚障害，Horner症候群をきたすものはPancoast syndromeとよばれ，胸膜直下原発の肺扁平上皮癌で多い[4]．

4) 放射線照射による腕神経叢障害（radiation-induced brachial plexopathy）

腕神経叢周辺への放射線照射を受けた患者に生じ，乳癌の治療後に多い．60グレイ以上の線量で発症しやすい．片側性の肩甲上腕部の痛みや異常感覚で発症し，数か月後に脱力が明らかとなる．上神経幹障害が多く（腕神経叢下部は鎖骨により照射から保護される），リンパ浮腫や放射線照射による皮膚変化を伴う．末梢神経は放射線感受性が低く，放射線障害発症までの潜伏期間が比較

的長い(平均4年間).60グレイ以上では1年以内,60グレイ以下では1年以上が多い.副腎皮質ステロイド薬投与や抗凝固療法の有効例が報告されているが,一般に予後は不良である[5].

5) 胸郭出口症候群

　胸郭出口部における腕神経叢や血管が,種々の要因で圧迫・刺激を受け発症する症候群である.肩甲部・前胸部痛や上肢のしびれ感,脱力,倦怠感の頻度が高い.神経性の胸郭出口症候群が多いが,明瞭な診断基準がなく概念の混乱も多い.真の神経性胸郭出口症候群では,頸肋ないし第7頸椎の長大横突起と第1肋骨をつなぐ線維性索状物により下部腕神経叢(第8頸神経,第1胸神経,下神経幹)が下方より圧迫され,母指球,指屈筋の運動障害を主徴とするが,痛み・感覚障害は比較的軽度で欠如する場合もある[6].

6) 帯状疱疹に関連した運動麻痺

　帯状疱疹の罹患肢に運動麻痺を伴う場合があり,zoster-associated limb paresis(ZALP)と呼ばれる.上下肢に生じうるが,その41%で神経叢障害が推定され,帯状疱疹後神経痛を高率に併発し[7],難治性のしびれ感の原因となり得る.MRIで罹患神経の信号異常や腫大を認める場合がある.確立された治療はないが,抗ウイルス薬,副腎皮質ステロイド剤の投与[7]の他,免疫グロブリン大量静注を行った報告がある[8].

● 文献

1) van Alfen N : Clinical and pathophysiological concepts of neuralgic amyotrophy. Nat Rev Neurol 7 : 315-322, 2011
2) van Alfen N, van Engelen BG, Hughes RA : Treatment for idiopathic and hereditary neuralgic amyotrophy (brachial neuritis). Cochrane Database Syst Rev 8 : CD006976, 2009
3) Hendrik W, van Es, Thomas L et al : MRI of the brachial plexus : A pictorial review. Eur J Radiol 74 : 391-402, 2010
4) Kori SH : Diagnosis and management of brachial plexus lesions in cancer patients. Oncology 9 : 756-760, 1995
5) 嶋崎晴雄,中野今治:放射線照射による脊髄障害と神経叢障害.Brain Nerve 60 : 115-121, 2008

6) 園生 雅弘：胸郭出口症候群. Brain Nerve 66：1429-1439, 2014
7) Jones LK, Reda H, Watson JC：Clinical, electrophysiologic, and imaging features of zoster-associated limb paresis. Muscle Nerve 50：177-185, 2014. doi：10.1002/mus.24141. Epub 2014 May 14.
8) Sáenz-Farret M, Sandoval-Rodríguez V, Paz-Navarro CE et al：Successful Treatment of Brachial Plexopathy Due to Herpes Zoster Infection With Intravenous Immunoglobulin. Clin Neuropharmacol 40：43-47, 2017

【COI情報】
・福島和広：キッセイコムテック株式会社
・池田修一：武田薬品工業株式会社，キッセイ薬品工業株式会社

（福島和広・池田修一）

第Ⅳ章 しびれ感の主要な原因疾患

15 手根管症候群・外側大腿皮神経障害・足根管症候群

1 手根管症候群(Fig. 1)

1）病態，疫学

　手根管とは，手根骨と横手根靱帯とからなるトンネルであり，9本の指屈筋腱と一緒に正中神経が走っている．手根管症候群 carpal tunnel syndrome (CTS)はこの部位に起こる，さまざまな原因によって生じる正中神経障害の

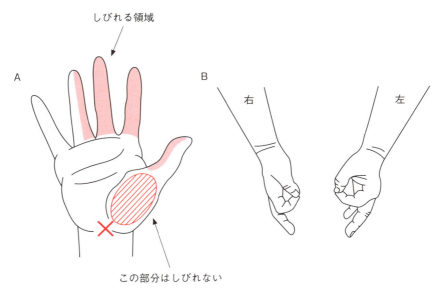

Fig. 1　手根管症候群
A：手根管症候群でしびれる場所と Tinel 様徴候がみられる部位(×部分)．
B：患側の右手は，拇指の対立ができないため，内転筋が代償することで歪な OK サインとなる．
〔井須豊彦，金景成(編著)：超入門 手術で治すしびれと痛み—絞扼性末梢神経障害の診断・手術．p16-17，メディカ出版，2016 より一部改変〕

総称であり，最も頻度の高い単ニューロパチーである[1~3]．正中神経は上腕二頭筋腱膜や円回内筋トンネルなどで絞扼されることもあるが，手根管部で絞扼されることが圧倒的に多い．ガングリオンなどの占拠性病変によるものは少なく，多くは特発性であり，特に中年以降の女性に両側性にみられることが多い．

CTS は狭い手根管に手首の屈曲・伸展という物理的負荷が加わって発症すると考えられ，手根管内圧の上昇を伴う[1,2]．手の overuse が発症に影響するが，Palmar らのメタ解析では，高頻度に繰り返す手関節運動や振動工具の長時間の使用は CTS の発症リスクであり，キーボードやパソコンの使用は発症リスクではなかった[4]．発症の患者側の危険因子としては，女性，肥満，年齢，糖尿病，妊娠，血液透析，甲状腺疾患，関節リウマチ，先端巨大症などの報告がある[1~3]．

そのほか，遺伝性圧脆弱性ニューロパチーや糖尿病性を含む多発ニューロパチーでも正中神経の脆弱性に伴い，CTS を起こしやすい[1]．

2）臨床症状

正中神経領域（第1~3指と第4指橈側）にしびれや感覚鈍麻などの異常感覚が出現し，より近位で分岐する手掌枝の支配領域である母指球には症状がみられない．ただし，患者によっては，しびれが全指に及ぶと訴えたり，上肢に広がると訴えることもあるため，注意が必要である．各々の指を触ってしびれの領域を確認したり，第4指の橈側と尺側でのしびれの有無を確認することでしびれの領域がより明確になることがある．神経障害が進行すると，母指球筋の筋力低下や筋萎縮が出現し，"猿手変形"をきたすことがある．

症状は，車や自転車の運転，炊事，裁縫など手を使う運動で悪化しやすい．また，夜間や早朝に症状が悪化することでしびれて起きてしまったり，起床時にしびれが強かったり，また手を振るとしびれが軽減するとのエピソードは診断に有用である．

3）診断

上記のような臨床症状により，大まかに診断をつけることができる．特に第

4指の橈側のみにしびれがみられる ring finger splitting は（手根管部での障害とは断定できないが）正中神経障害であることの確認には有用である．手関節を掌屈位にする Phalen test や手関節を背屈位にする semi Phalen test は手根管内圧を上げることによる負荷テストであり CTS の診断に用いられるが，後者は正常者でもしびれをきたすことがあり，注意が必要である．また，手根管部での Tinel 様徴候も診断には有用である．

　臨床的に CTS が疑われる場合，特に手術を行う患者では神経伝導検査が推奨されるが，臨床上の重症度と電気生理検査の重症度は必ずしも一致しない点に注意が必要である[1〜3,5)]．2015 年に Basiri らは，実際的な CTS 診断のフローチャートを示している[3)]．診断には，終末潜時の延長が有用であるとしているが，彼らは motor study の distal latency は 4.2 mm/秒以上，nerve conduction velocity は 49 mm/秒以下を異常とし，sensory study の distal latency は 3.5 mm/秒以上を異常としている[3)]．

　MRI やエコーは占拠性病変の診断に有用であるが，近年の検査機器の進歩に伴って特発性病変の診断への応用もなされてきており，今後の発展が期待される．

4）標準的治療

　内服治療としては，ビタミン B_6 や B_{12}，NSAIDs，pregabalin などの効果が期待できるが，ステロイドの経口投与が有効なこともある（Ⅵ-C）[1,2)]．また，ステロイドの局所注射も時に行われるが，手技的な問題が残る．CTS の発症には手関節運動が影響しているため，脱着可能な装具により手関節の制動を，特に夜間に行うことで症状が改善することがある（Ⅱ-C）[1)]．なお，30〜35% で自然軽快が認められるとの報告もみられる[1)]．

　保存療法で症状が改善せず，コントロール困難なしびれや痛み，麻痺や筋萎縮を認める場合には外科的な手根管開放術を考慮する（A）．さまざまな術式や工夫が報告されているが，直視下もしくは顕微鏡下に行う方法と，内視鏡下に行う方法とに大きく分かれる．

　両者を比較した Zuo らのメタ解析では，合併症発症率，満足度，復職までの期間，筋力，手術時間に有意差はなかったが，内視鏡下手術で創部関連痛が

少ないものの，一過性神経障害の発生頻度が高かった[6]．本解析では，各手術の細かい工夫や内視鏡手術にかかるコスト，準備時間などが反映されておらず，また再発に関しても検討がなされていないため今後のさらなる検討が待たれる．

一方，対立運動麻痺を有する症例においては，半数以上で手根管開放術後に母指対立障害が改善するとの報告もあり，母指対立再建術を手根管開放術と同時に一期的に行うべきかについては議論がある(IV)[7,8]．

2　外側大腿皮神経障害(Fig. 2)[9]

1) 病態，疫学

外側大腿皮神経 lateral femoral cutaneous neuropathy (LFCN) は，第 1～3

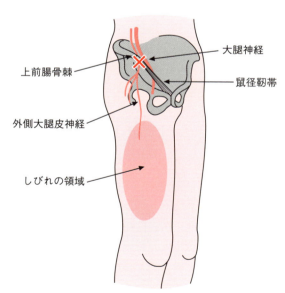

Fig. 2　外側大腿皮神経の走行と障害領域
×は鼠径靱帯貫通部で，Tinel 様徴候がみられる部位．
(國保倫子：外側大腿皮神経障害とは．井須豊彦，金 景成編著：触れてわかる腰痛診療—画像でわからない痛みをみつけて治療する．p42-43，中外医学社，東京，2015 より)

腰神経根の知覚枝が合流して骨盤内部の腸骨筋の表面を走行し，上前腸骨棘の内側で鼠径靭帯と縫工筋に挟まれるようにして骨盤外へ出て，大腿前外側へ分布する神経である．

LFCN 障害は，有病率が人口1万人あたり4.3人と思いのほか高く，糖尿病患者ではその頻度が5倍以上に増加するとの報告もみられる[10]．男女差は女性に多いとするものと[11]，男性に多いとするものとがあり[10,12]，意見の一致をみない．中高年に起こりやすい傾向があり，左右差はなく，両側例も存在する[10~12]．

絞扼部位は主に鼠径靭帯の貫通部であり，同部を圧迫するようなきつい下着やコルセット，ベルト着用などが誘因となったり，肥満や妊娠などが発症に影響するが，何ら契機がみられないものも少なくない[10,11]．また，同部近傍の手術や腹臥位での脊椎手術による神経圧迫など医原性の報告もみられる[10,11]．岩崎らは，腰痛との合併例が67％にあり，腰痛に伴う体幹や骨盤周囲の筋緊張の変化が発症に影響している可能性を報告している[11]．

2）臨床症状

支配領域である大腿前外側部の痛みや異常知覚，しびれ，灼熱感などで，立位や歩行などの股関節伸展位で痛みが誘発されたり，しゃがむことにより症状が軽減するため，一見，間欠性跛行のように訴える患者もおり，注意が必要である[10,13,14]．

3）診断

上記のような特徴的な症状に加え，上前腸骨棘内側にある貫通部における Tinel 様徴候の確認が大切である．なかには Tinel 様徴候がはっきりしない場合もあるが，疑わしい場合には神経ブロックによる症状消失が診断に有用である[11,13~15]．電気生理学的な検査による診断も可能であるが，肥満患者では行うことが困難であり，神経ブロックの効果を参考に行われる[10~12]．

なお，症状が LFCN によるものであっても，骨盤内や後腹膜の腫瘍などで障害され知覚異常が出現することがまれにあるので，ブロックで効果が得られない場合には骨盤内病変を検索する必要がある．

4) 標準的治療

治療としては，誘因の除去に加え，鎮痛薬などの内服や神経ブロックなどを行うが，神経ブロックは診断と治療を兼ねることもある（Ⅳ-C）．岩崎らは，1回のブロックで著効したものは全体の23％，数回必要であったものは73％と，全体の96％で神経ブロックが有効であったと報告している[11]．またTagliaficoらは，全体の80％が1回，他の20％でも2回のブロックで症状が改善したと報告している[14]．ブロックは，上前腸骨棘より内側1〜2cm，下位1〜2cmを目安にTinel様徴候を呈する部位に行うが，5％程度ではやや内側を走行する大腿神経に麻酔薬が浸潤して大腿神経が一過性に麻痺し，大腿四頭筋などが麻痺することがあるが，30分ほどしたあとに症状が出現することもあるので注意が必要である[11,15]．そのため，ブロックを行う際には，大腿神経麻痺となる可能性を患者に十分説明することが勧められる．

保存療法は90％程度で有効であるが[11,14,15]，治療抵抗性の場合には外科治療を行う（C）．手術は，全身麻酔下もしくは局所麻酔下に，神経切除術もしくは神経剝離術が行われる．de Ruiterらは，連続22例のLFCN障害に対して，両手術法をdouble blindにRCTで比較し，6週間後の治療成績を比較検討したところ，神経切除術が有意に治療成績が良好であったと報告した[16]．他の報告でも，神経剝離術は改善度がやや低く再発が危惧される点が指摘されている[17]．一方，神経切除術ではLFCN領域に生涯，感覚障害が残る点，またのちに起こりうるpainful neuromaの問題もあることから，初回治療では神経剝離術を行い，再発例には神経切除術も考慮するとの方針は受容できるのかもしれない[10,17]．

3 足根管症候群 (Fig. 3)

1) 病態，疫学

脛骨神経は，脛骨内顆を回るように走行し，内側・外側足底神経として長母指外転筋内へもぐり込むように走行し，足底から指先へ向かう．脛骨内顆の足根管部は，底部が骨性で硬く，その上を屈筋支帯が覆って構成されており，その狭い足根管内を後脛骨神経が後脛骨動静脈と並走しているとの解剖学的特徴

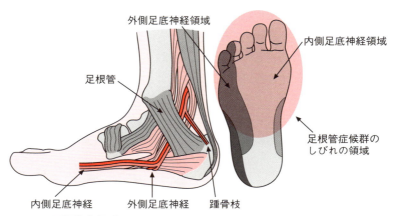

Fig. 3 足根管症候群
内側足底神経と外側足底神経が足根管部で障害されると，赤丸の領域にしびれや痛みなどが出現する．
(井須豊彦：足裏の病気―足根管症候群という病気を知っていますか？　井須豊彦，金 景成編著：クリニカルスタッフのためのしびれ・痛みの診療と薬物治療．p135-138，中外医学社，東京，2014 より)

から障害されやすいことが知られ，足根管症候群 tarsal tunnel syndrome (TTS)といわれる．その頻度は不明だが，やや女性に多いとの報告もみられる[18,19]．

TTS の原因としては，ガングリオンや神経鞘腫などの占拠性病変，外傷などによる癒着や拡張・怒張した動静脈，屈筋支帯の肥厚などがあるが，同部の動静脈の怒張や屈筋支帯の肥厚などは加齢などにより生理的に起こり得るものであることから，一般的には腫瘍性病変以外のものを特発性とよぶ傾向がある[18〜21]．特発性の割合は，18〜69％ と開きがあるが，特発性の定義や，どのような症例を治療対象とするのか，などの背景が影響している可能性がある[20,22]．

2) 臨床症状

TTS では，足底から足指にかけてのしびれを起こすが，踵部へ行く踵骨枝は多くで足根管へ至る前に分岐するため，しびれは踵ではないか弱く，足先に強い傾向がある．また足の裏にもちがついた感じや足の皮が厚くなった感じな

どの異物付着感があり，なかには砂利の上を歩いている感じなどの痛みも伴うことがある[18, 20, 23]．進行すると，支配筋である母趾外転筋などの筋萎縮をきたすが，自覚症状がないことも多い．また約半数に冷えを伴うとする報告もみられる[18]．このような症状は糖尿病性神経障害によるものと類似するため，注意が必要である[24]．

起立や歩行で悪化することが多いため，腰部脊柱管狭窄症による症状と間違えられやすく，脊椎手術後に症状が残存した場合には，本病態の合併について考慮する必要がある[18, 25, 26]．腰椎疾患の4.8％にTTSが合併していたとの報告もみられる[26]．

3) 診断

CTやMRI，超音波などは占拠性病変の診断には有用であり，近年TTSの構造評価や疾患確定に関するさまざまな検討が行われているが，現段階では一般的とはいえない[19]．

上記臨床症状に加え，Tinel様徴候の確認は最も有用な臨床テストであり，良好な手術成績を予測するうえでも有用とされ，診断における重要性を表している[18〜22, 27]．Tinel様徴候が陰性であっても，足関節を背屈外反位で5〜10秒持続させることで陽性になりやすくなるとの報告もみられ，負荷試験として用いられる[19, 26, 28]．

電気生理学検査については，終末潜時の延長や，伝導速度の低下，振幅の減少などが指標となるが，感受性，特異性に関する科学的根拠は限定的で，false positive/false negativeがあるため単独による診断は難しく，診断には臨床症状の確認が大切で，電気生理学検査は臨床症状を確認するために，補助的評価として使用されるべきであるとの意見もみられる[19, 21, 29]．

4) 標準的治療

保存療法として，NSAIDsや神経障害性疼痛治療に準じた投薬，各種理学療法，足底板の使用などを考慮するが，エビデンスレベルの高い報告はみられない(C)[19]．保存療法で改善せず，症状が強い場合には外科治療を考慮する(C)．

外科治療は，屈筋支帯を開放することで足根管を開放するが，必要に応じ

内・外側足底神経を母趾外転筋筋膜部まで除圧する．足根管内は，脛骨動静脈が蛇行癒着していることも少なくなく，繊細な処置が要求される[18, 20, 29]．

手術成績は10か月以上の罹病期間で悪かったとする報告があり，手術までの期間が短いとよいようである[20, 27]．特発性TTSの手術では，44～96％で高い満足度が得られるが[18, 22, 23, 27, 29]，なかには症状が遺残するものもあり，それらでは神経周囲の線維性変化，術前の強い症状，足首の捻挫の既往，過重労働，長い罹病期間，慢性の足底筋膜炎や遠位部TTSの合併などが影響するとされている[20, 30]．

● 文献

1) 標準的神経治療：「手根管症候群」作成委員会編：標準的神経治療：手根管症候群．神経治療 25：65-84, 2008
2) 吉井雄一：手根管症候群．Peripheral Nerve 26：243-245, 2015
3) Basiri K, Katirji B : Practical approach to electrodiagnosis of the carpal tunnel syndrome : A review. Adv Biomed Res 4 : 50-52, 2015
4) Palmer KT, Harris EC, Coggon D : Carpal tunnel syndrome and its relation to occupation : a systematic literature review. Occup Med (Lond) 57 : 57-66, 2007
5) Bickel KD : Carpal tunnel syndrome. J Hand Surg Am 35 : 147-152, 2010
6) Zuo D, Zhou Z, Wang H et al : Endoscopic versus open carpal tunnel release for idiopathic carpal tunnel syndrome : a meta-analysis of randomized controlled trials. J Orthop Surg Res 28 : 10-12, 2015
7) Capasso M, Manzoli C, Uncini A : Management of extreme carpal tunnel syndrome : evidence from a long-term follow-up study. Muscle Nerve 40 : 86-93, 2009
8) Hattori Y, Doi K, Sakamoto S et al : Camitz tendon transfer using flexor retinaculum as a pulley in advanced carpal tunnel syndrome. J Hand Surg Am 39 : 2454-2459, 2014
9) 國保倫子：外側大腿皮神経障害とは．井須豊彦，金 景成編著：触れてわかる腰痛診療—画像でわからない痛みをみつけて治療する．p42-43, 中外医学社，東京，2015
10) Cheatham SW, Kolber MJ, Salamh PA : Meralgia paresthetica : a review of the literature. Int J Sports Phys Ther 8 : 883-893, 2013
11) 岩崎聖，尾鷲和也，内海秀明ほか：大腿外側皮神経障害．整・災外 51：561-567, 2008
12) Seror P, Seror R : Meralgia paresthetica : clinical and electrophysiological diagnosis in 120 cases. Muscle Nerve 33 : 650-654, 2006
13) Grossman MG, Ducey SA, Nadler SS et al : Meralgia paresthetica : diagnosis and treatment. J Am Acad Orthop Surg 9 : 336-344, 2001
14) Tagliafico A, Serafini G, Lacelli F et al : Ultrasound-guided treatment of meralgia paresthetica (lateral femoral cutaneous neuropathy) : technical description and results of treatment in 20 consecutive patients. J Ultrasound Med 30 : 1341-1346, 2011
15) Haim A, Pritsch T, Ben-Galim P et al : Meralgia paresthetica : A retrospective analysis of 79 patients evaluated and treated according to a standard algorithm. Acta Orthop 77 : 482-486, 2006

16) de Ruiter GC, Kloet A : Comparison of effectiveness of different surgical treatments for meralgia paresthetica : Results of a prospective observational study and protocol for a randomized controlled trial. Clin Neurol Neurosurg 134 : 7-11, 2015
17) Emamhadi M : Surgery for Meralgia Paresthetica : neurolysis versus nerve resection. Turk Neurosurg 22 : 758-762, 2012
18) Kim K, Isu T, Morimoto D et al : Neurovascular Bundle Decompression without Excessive Dissection for Tarsal Tunnel Syndrome. Neurol Med Chirur 54 : 901-906, 2014
19) McSweeney SC, Cichero M : Tarsal tunnel syndrome-A narrative literature review. Foot 25 : 244-250, 2015
20) Takakura Y, Kitada C, Sugimoto K et al : Tarsal tunnel syndrome. Causes and results of operative treatment. J Bone Joint Surg Br 73 : 125-128, 1991
21) Ahmad M, Tsang K, Mackenney PJ et al : Tarsal tunnel syndrome : A literature review. Foot Ankle Surg 18 : 149-152, 2012
22) Radin EL : Tarsal tunnel syndrome. Clin Orthop Relat Res 181 : 167-170, 1983
23) 金景成,井須豊彦：足根管症候群.脊椎脊髄ジャーナル 26：704-708, 2013
24) 金景成,井須豊彦,江本直哉ほか：糖尿病患者にみられたしびれの原因に関する前向き検討.脳神経外科 44：297-303, 2016
25) 森本大二郎,井須豊彦,金景成ほか：症候性脊椎脊髄疾患に合併した足根管症候群の治療成績.脳神経外科速報 24：1016-1024, 2014
26) Zheng C, Zhu Y, Jiang J et al : The prevalence of tarsal tunnel syndrome in patients with lumbosacral radiculopathy. Eur Spine J 25 : 895-905, 2016
27) Reichert P, Zimmer K, Wnukiewicz W et al : Results of surgical treatment of tarsal tunnel syndrome. Foot Ankle Surg 21 : 26-29, 2015
28) Kinoshita M, Okuda R, Morikawa J et al : The dorsiflexion-eversion test for diagnosis of tarsal tunnel syndrome. J Bone Joint Surg Am 83 : 1835-1839, 2001
29) Pfeiffer W, Cracchiolo A : Clinical results after tarsal tunnel decompression. J Bone Joint Surg 76 : 1222-1230, 1994
30) Sammarco GJ, Chang L : Outcome of surgical treatment of tarsal tunnel syndrome. Foot Ankle Int 24 : 125-131, 2003

【COI情報】
・井須豊彦：なし
・金　景成：なし

（井須豊彦・金　景成）

第Ⅳ章　しびれ感の主要な原因疾患
補　痒みについて

1　はじめに

　痒み（itch, pruritus）は皮膚，粘膜，結膜に生ずる不快な感覚で"an unpleasant sensation which provokes the desire to scratch"（Samuel Hafenreffer, 1660）と定義され，さらに「搔くことによって気持ちよくなる感覚」とも付け加えられることがある．痛みとともに苦痛な感覚であり，私たちのQOLに影響を及ぼすものでもある．痒みは感覚神経の障害であるにもかかわらず，これを主訴とする患者のほとんどは皮膚科を受診し，神経内科に来ることはまずない．欧米ではその基礎研究は神経科学の分野で着実な歩みを続けてきたが，わが国ではもっぱら皮膚科の領域での課題であり神経学としての認識と視点には乏しいものがあった．しかしこの十数年の間の痒みに関する神経科学的な認識，薬理学的，電気生理学的，脳生理学的研究業績にはすばらしいものがある[1]．その一方で，痒みの臨床面での認識は内外での著名な内科学書，神経学書にもその記載は著しく乏しいのが現状である．

2　痒みには固有の感覚線維がある

　痒みの伝導には特定の神経線維があるが，その同定にあたってはマイクロニューログラフィによる電気生理学的研究が用いられた．

　Torebjork[2]は1本のC線維の刺激強度により痛覚と痒み感覚は決定されるとしたが，その後 Handwerker, Schmelz らとともに[3~5]痒みを伝える特定のC線維が同定されていった．発痒物質であるヒスタミンをイオン泳動的に与え痒みを惹起する線維を調べたところ，機械的刺激には無反応な（mechano-insensitive）C線維（C-Mi）が同定された．ヒスタミンは感覚的に灼けるような痒みをもたらす．さらにピリピリ，ズキズキしたり，針で刺されるような痒み

も知られている．後者はハッショウマメ cowhage（mucuna pruriens）という植物の棘に刺されたときのもので，近いものとしてわが国でもイラクサの棘で知られているものである．この痒みは，C 線維のなかで機械刺激にも反応するタイプで C-polymodal といわれる細い無髄線維によって伝導されることも発見された[6]．

ヒスタミンを皮膚に注射すると，刺入点は自発的な痒みが出るが，その周囲数 cm の領域は触ると痒みが誘発される．この部分は itchy skin とか alloknesis とよばれ，痛覚における allodynia にも似ている．これはヒスタミンによる C-Mi 線維の末梢での軸索反射 axon reflex によるとされている．一方，cowhage による C-polymodal 線維の刺激ではこの現象はみられない．

3 痛み線維と痒み線維の相互作用

痒みに比べて痛みの生理学は比較的よく知られている．痛み刺激の一部は C-Mi 線維によって伝導されるが，これは脊髄後角で Rexed I 層に側鎖を出し，そこの抑制系介在ニューロンは痒み C-Mi 線維の信号強度を抑制することが知られている[7]．これは引っ掻き行為が痒みを和らげる機序の1つと考えられている．ちょうど痛いときにさすること，すなわち Aβ 線維の刺激が脊髄後角での痛みのコントロールに寄与していること（例えば gate control theory）にも似ている．

脊髄後角での伝達物質については calcitonin gene related peptide（CGRP），gastrin releasing peptide（GRP），substance P，glutamate，TRPV1，GABA などが認識されてきているが[8]，その知見は痒みの治療薬の開発にもつながることでもある[8]．

4 痒みの中枢神経の伝導路と大脳投射野

痒みの第2次感覚ニューロンは脊髄対側を上行する外側脊髄視床路である．これは温・痛覚，くすぐったさ，痒み，性感などに関係するといわれている．さらに fMRI や脳磁図による研究から[9, 10]，痒みの感覚は視床の後外側腹側核

ventral posterior lateral nucleus(VPL), 後下腹側核 ventral posterior interior nucleus(VPI)などに至るが, cowhageによるC-polymodalニューロン発火のほうが, C-Miニューロンによるものより視床枕や外側膝状体など広域に及ぶようである. そして第3次感覚ニューロンは体性感覚野, 側頭葉, 後頭頂葉, 帯状回, 楔状回に広がるが, これもC-polymodalニューロン由来の痒みはさらに島皮質や基底核にも投射されるという. これらの事実は, 痒みの心理的要因, 思い出すだけで痒くなるといった機序を今後解明していくであろう.

5 痒みの末梢性および中枢性感作

　痒み刺激は痛みと同様に末梢性にも中枢性にも感作 sensitization され, 反応閾値が低下し, 同じ刺激に対して過剰に反応するようになる[11〜13]. このことはすでに疼痛において神経障害性疼痛 neuropathic pain または慢性疼痛としてよく知られている. 痒みでも neuropathic itch または chronic itch という現象が出現し, しばしば alloknesis(itchy skin)を伴っている. 患者は痒い部分を引っ掻き(scratch), 一時的には治まるもののさらに引っ掻き行動は続き, やがてその部分を苔癬(lichen)化させたり, alloknesis や hyperkinesis を伴っていくことが多い. これに対して acute itch とは何らかの発痒刺激が皮膚に加えられても, 掻く行為などで一過性に治まるものをいう.

　neuropathic pain とその発症機序は, 最近わかりやすく整理され, 臨床におけるその重要性が広く認識されるようになった. これと似た機序が想定されている neuropathic itch も, 末梢性にも中枢性にも発現することは, 神経内科疾患の多くに痒みの訴えがありうることを意味し, もはや「痒ければ皮膚科へ」という時代ではないのである.

6 神経内科と痒み

　痒みにはさまざまな原因がある. 虫さされ, じん麻疹, 接触皮膚炎, アトピー性皮膚炎, 乾癬, 肝硬変, 胆汁うっ滞, 多血症, 糖尿病, 慢性腎疾患, 血液透析, 日焼け, モルヒネの副作用, そして神経内科疾患としては以下の疾患

が挙げられる．

1) ポリニューロパチー

　筆者はこれまで神経内科外来で，ポリニューロパチーに痛みを主訴とする患者に接したことはないが，一方でその約16％に痒みがみられたとする報告もある[14]．HIV感染患者に結節性痒疹 prurigo nodularis があるそうだが，化学療法の副作用なども考慮しなければならないのではないか．原疾患と治療などによる医原性にもたらされた病態は鑑別しなければいけないのは当然であるが，ポリニューロパチーによる neuropathic itch の発現も理論的に十分に考えられるので，痒みの有無は周到に問診したほうがよいであろう．

　興味ある例がある．Fabry病では neuropathic pain はよく知られているが，患者はヒスタミン注射でも，蚊に刺されても痒みを生じないそうである[15]．痛みと痒みの相互作用を考えるうえで貴重な知見である．

2) notalgia paraesthetica

　背部錯感覚症とでも訳すのか，原語のほうが広く通用する病態である．T2〜T6の高位で，背中の一側の内側に広がる痒みで，時に感覚鈍麻も伴う．脊髄神経後枝が，その走行する固有背筋内または筋膜を貫通する際に絞扼されることが原因とされるが[16,17]，胸椎椎間孔の変性や，より上位の頸椎症性の関連痛による原因なども考えられないであろうか．患者の罹患部位は引っ掻きで色素沈着していることもある．

3) brachioradial pruritus[18]

　上腕の腹外側部が痒くなる状態だが，頸椎症性のものや，日光紫外線曝露に原因があるものなどが知られている．

4) 脳神経領域の痒み[19]

　感覚線維を含む脳神経障害はいずれも痒みをきたしうる．

　三叉神経（V）では帯状疱疹後疼痛は neuropathic pain としてよく知られているが，痒みを伴うこともあり postherpetic itch といわれる．

種々の原因による三叉神経痛や腫瘍などで三叉神経やGasser神経節などの外科的処置を受けたあとに，痛覚障害に加え激しい痒みを顔面，特に小鼻近傍に潰瘍化を伴うようなtrigeminal trophic syndromeとよばれる病態が知られている[20]．三叉神経痛は日常的によく知られているが，高齢者にはchronic itchを伴うことがある．しかし若年女性の場合，三叉神経領域での痒みは多発性硬化症の初発症状の場合もあることに留意しなければならない．
　顔面神経（Ⅶ），舌咽神経（Ⅸ），迷走神経（Ⅹ）などは耳介周囲，頬，口腔内咽頭部などに感覚枝を豊富にもっており，これらの部位に痒みが生じたり，特に咽頭部にはムズムズ感といった痒みに類する異常感覚をきたすことがある．舌咽神経痛はよく知られているがglossopharyngeal itchといった病態もある．

5）脊髄病変と痒み

　脱髄性発作性瘙痒（demyelinating paroxysmal itch）で注目された多発性硬化症は約4.5％に[21]，さらにDevic病（neuromyelitis optica：NMO）では27.3％に痒みを訴えるといわれている[22]．筆者の経験ではこのような痒みは最も病初期に，そして脊髄障害部位の最高位に髄節性に発現していた．しかもこの痒みは，掻きたい衝動は強いが掻くときわめて不快な感じを伴うことがその特徴であった．中枢神経系での痒み発現の機序を考えるうえで重要な所見である．
　脊髄内海綿状血管腫，空洞症などでも知られている．

6）脳病変と痒み

　多発性硬化症，脳腫瘍，脳膿瘍などは痒みの原因となる．脳血管障害では，発症後数日から数週後に痒みを訴える．なかでも脳幹の血管障害，例えばWallenberg症候群に代表される後下小脳動脈領域の障害は多いようである[23]．脳神経の中枢性障害によるneuropathic itchであろう．

7　neuropathic itchの治療[24]

　睡眠中の無意識な引っ掻きや，習慣性の引っ掻きを含めてまずは引っ掻き行為をやめさせる指導を徹底することが要である．さらに爪を切ること，適切な

衣服，経表皮水分喪失を防ぎ，温暖にすぎないようにといった日常生活上の注意が大切である．

neuropathic itch に対して，抗ヒスタミン薬は眠気を起こすくらいで通常効果がない．capsaicin クリーム（本邦未承認），lidocain パッチ，cortisone や tacrolimus 軟膏などが試みられることも多い．

抗けいれん薬や抗うつ薬は有用である．

gabapentin，pregabalin は脊髄後角で GABA 類似体として，電位依存性カルシウムチャネルの $\alpha 2\delta$ subunit のブロッケードとして作用する．そのため neuropathic pain 同様の機序で痒みにも効果が確認されている．

そのほか carbamazepine，amitriptyline，mexiletine なども試みられてよい薬剤であろう．また A 型ボツリヌス毒素なども使われることがある．

最後に，morphine は難治性の疼痛に用いられるが，それはオピオイド μ 受容体と最も関係している．しかし一方で，オピオイド μ 受容体は時に耐えがたい中枢性の痒みをもたらす．中枢性の痒みには，胆汁うっ滞性肝疾患や透析中の腎疾患，アトピー性皮膚炎，non-Hodgkin リンパ腫といった疾患がよく知られている．しかしオピオイド κ 受容体は痒みを抑制することが知られている．そこで μ 受容体拮抗薬（naloxone など），κ 受容体の作動薬としての nalfurafine[25]，butorphanol[26] などが治療上用いられることもある．

● 文献

1) Dhand A, Aminoff MJ : Review article, The neurology of itch. Brain 137 : 313-322, 2014
2) Torebjork HE : Afferent C units responding to mechanical, thermal and chemical stimuli in human non-glabrous skin. Acta Physiol Scand 92 : 374-390, 1974
3) Handwerker HO : Microneurography of pruritus. Neurosci Lett 470 : 193-196, 2010
4) Schmelz M, Schmidt R, Bickel A et al : Specific C-receptors for itch in human skin. J Neurosci 17 : 8003-8008, 1997
5) Schmelz M : Itch and pain. Neurosci Biobehab Rev 34 : 171-176, 2010
6) Namer B, Carr R, Johanek LM et al : Separate peripheral pathways for pruritus in man. J Neurophysiol 100 : 2062-2069, 2008
7) Andrew D, Craig AD : Spinothalamic lamina I neurons selectively sensitive to histamine : a central neural pathway for itch. Nat Neurosci 4 : 72-77, 2001
8) Sun YG, Chen ZF : A gastrin-releasing peptide receptor mediates the itch sensation in the spinal cord. Nature 448 : 700-703, 2007
9) Mochizuki H, Tashiro M, Kano M et al : Imaging of central itch modulation in the hu-

man brain using positron emission tomography. Pain 105 : 339-346, 2003
10) Mochizuki H, Kakigi R : Itch and brain. J Dermatol 42 : 761-767, 2015
11) Oaklander AL : Neuropathic itch. Cenin Cutan Med Surg 30 : 87-92, 2011
12) Ikoma A, Fartasch M, Heyer G et al : Painfull stimuli evoke itch in patients with chronic pruritus : central sensitization for itch. Neurol 62 : 212-217, 2004
13) Schmelz M : Sensitization for itch. In Itch; Mechanism and Treatment, (ed Carstens E, Akiyama T), Boca Raton(FL); CRC Press, 2014, Chapter 26
14) Binder A, Koroschetz J, Baron R : Disease mechanisms in neuropatuic itch. Nat Clin Pract Neurol 4 : 329-337, 2008
15) Cable WJ, Kolodny EH, Adams RD : Fabry disease : impaired autonomic function. Neurol 32 : 498-502, 1982
16) Massey EW, Pleet AB : Electromyographic evaluation of nostalgia paresthetica. Neurol 31 : 642, 1981
17) Savk O, Savk E : Investigation of spinal pathology in nostalgia paresthetica. J Am Acad Dermatol 52 : 1085-1087, 2005
18) Veien NK, Laurberg G : Brachioradial pruritus. A follow-up of 76 patients. Acta Derm Venereo 91 : 183-185, 2011
19) Oaklander AL, Cohen SP, Raju SV : Intractable postherpetic itch and cutaneous deafferentation after facial shingles. Pain 96 : 9-12, 2002
20) Nagel MA, Cilden D : The trigeminal trophic syndrome. Neurol 77 : 1499, 2011
21) Yamamoto M, Yabuki S, Hayabara T : Paroxysmal itching in multiple sclerosis : a report of three cases. J Neurol Neurosurg Psychiatry 44 : 19-22, 1981
22) Elsone L, Townsend T, Mutch K et al : Neuropathic pruritus(itch) in neuromyelitis optica. Mult Scler 19 : 475-479, 2012
23) Kimyai-Asadi A, Nousari HC, Kimyai-Asadi T et al : Poststroke pruritus. Stroke 30 : 692-693, 1999
24) Yosipovitch G, Bernhard JD : Chronc pruritus. NEJM 368 : 1625-1634, 2013
25) Kumagai H, Ebata T, Takamori K : Effect of a novel kappa-receptor agonist, nalfurafine hydrochloride, on severe itch in 337 haemodyalysis patents : a phase Ⅲ, randomized, double-blind, placebo-controlled study. Nephrol Dial Transplant 25 : 1251-1257, 2010
26) Dawn AG, Yosipovitch G : Butorphanol for treatment of intractable pruritus. J Am Acad Dermatol 54 : 527-531, 2006

【COI情報】
・井上聖啓：なし

(井上聖啓)

■索引

欧文

acute inflammatory demyelinating polyneuropathy(AIDP)　87
acute itch　123
acute motor axonal neuropathy(AMAN)　87
acute motor sensory axonal neuropathy(AMSAN)　87
allodynia　3
alloknesis　122
amyloid light-chain(AL)　102
amyotrophic lateral sclerosis(ALS)　73
anesthesia　3
arteriosclerosis obliterans(ASO)　9

brachioradial pruritus　124

carpal tunnel syndrome(CTS)　111
Charcot-Marie-Tooth disease(CMT)　98
cheiro-oral syndrome　30
chronic inflammatory demyelinating polyradiculoneuropathy(CIDP)　87
chronic itch　123
CMT1A　100
CPSP　32

demyelinating paroxysmal itch　125
distal hereditary motor neuropathy　98

familial amyloid polyneuropathy(FAP)　102
flexion-adduction sign　19

glossopharyngeal itch　125
Guillain-Barré syndrome(GBS)　87

hereditary motor sensory neuropathy(HMSN)　98
hereditary sensory and autonomic neuropathy(HSAN)　98
hereditary sensory neuropathy(HSN)　98
hyp(o)esthesia　3
hyperesthesia　3

itch　121
itchy skin　122

lateral femoral cutaneous neuropathy(LFCN)　114

MCTD　9
multiple sclerosis(MS)　56

nerve conduction study(NCS)　23
neuromyelitis optica(NMO)　56
neuropathic itch　123
neuropathic pain　77, 123
notalgia paraesthetica　124
numbness　3

Parkinson disease(PD)　63
postherpetic itch　124
pruritus　121

radiation-induced brachial plexopathy　108
restless legs 症候群(RLS)　67
―― 必須診断基準　67

sensory nerve action potential(SNAP)　23

small fiber neuropathy　92
　──と関連する疾患　93
　──の診断基準　95
tarsal tunnel syndrome（TTS）　117

Tinel 徴候　6
trigeminal trophic syndrome　125

Willis-Ekbom 病　67, 70

和文

あ
アミロイドーシス　102
アミロイドニューロパチー　102
圧迫性頸髄症　41

い
異常感覚　3, 11
異痛症　3
遺伝性 ATTR アミロイドーシス　102
遺伝性運動感覚性ニューロパチー　98
遺伝性感覚・自律神経性ニューロパチー
　　　　　　　　　　　　　　　　98
遺伝性感覚性ニューロパチー　98
遺伝性ニューロパチー　98
1 型糖尿病　81
痛み線維　122

え
延髄　28
延髄外側症候群　28
延髄内側症候群　29
炎症性脱髄疾患　56
遠位遺伝性運動ニューロパチー　98

か
家族性アミロイドポリニューロパチー
　　　　　　　　　　　　　　　　102
過換気症候群におけるしびれ　15
画像検査　23
外側大腿皮神経障害　114
痒み　121
　──の中枢神経の伝導路と大脳投射野
　　　　　　　　　　　　　　　　122
　──の末梢性および中枢性感作　123

痒み線維　122
感覚過敏　3
感覚障害　19
感覚消失　3
感覚神経活動電位　23
感覚鈍麻　3
関節リウマチ　9

き
偽多発神経炎型頸椎症　41
求心路遮断痛　78
急性運動感覚性軸索型神経炎　87
急性運動性軸索型神経炎　87
急性炎症性脱髄性多発神経炎　87
胸郭出口症候群　109
橋　29
局所所見　21
筋萎縮性側索硬化症　73
筋力低下　21

け
頸椎症　36
　──, 深部感覚障害型　40
頸椎症性筋萎縮症, 前根障害型の　44
頸椎症性脊髄症　36
　──の診断における単純 X 線の重要性
　　　　　　　　　　　　　　　　36
頸椎レベルと頸髄レベルの相対的位置関係
　　　　　　　　　　　　　　　　41
頸部神経根症　43
　──による「前根痛」　44
血液検査　25
血管性間欠性跛行　52
血糖コントロール　83
原発性腫瘍　108

こ

甲状腺機能低下症　9
抗体検査　25
混合型間欠性跛行　52
混合性結合組織病　9

さ

錯感覚　3

し

シェーグレン症候群　9
シガテラ中毒　6
シャルコー・マリー・トゥース病　98
しびれ
　── ，正常人が体験する　12
　── の意味・語源　1
　── の意味する範囲　3
　── の解剖学　13
　── の問診，解剖・生理学を踏まえた　14
しびれ感
　── の原因・病態・疾患　5
　── の神経生理学　12
　── の増悪・軽減因子　19
　── の評価　17
　── の分布　18
　── の本態　17
視床　29
視床痛　29
視神経脊髄炎　56
手根管症候群　111
上肢筋の髄節支配　45
上肢の主要筋の筋節　46
身体所見　19
侵害受容性疼痛，Parkinson病の　64
神経原性疼痛　77
神経根型間欠性跛行　52
神経根障害のレベル診断における注意点　53
神経障害性疼痛，Parkinson病の　64
神経障害におけるしびれの発生機序　13
神経性間欠性跛行　51
神経痛性筋萎縮症　107
神経伝導検査　23
神経ブロック，外側大腿皮神経障害　116
真性多血症　9
深部感覚障害型頸椎症　40

せ

正常人が経験するしびれ　12
脊髄炎　56
脊髄空洞症　77
脊髄病変と痒み　125

そ

足根管症候群　116

た

多発性硬化症　56
体性感覚　11
対称性多発ニューロパチー，糖尿病による　81
帯状疱疹に関連した運動麻痺　109
大脳白質　30
大脳皮質　30
脱髄性発作性瘙痒　125

て

手口感覚症候群　30
低血糖　9
鉄欠乏性貧血　9
転移・浸潤性腫瘍　108
電気生理学的検査　23

と

糖尿病　94
糖尿病性神経障害　81
特発性腕神経叢ニューロパチー　107

な行

内科的原因によるしびれ(感)　9

2型糖尿病　81

脳梗塞　28
脳出血　28
脳神経領域の痒み　124
脳卒中後中枢性疼痛　32
脳病変と痒み　125

は行

馬尾型間欠性跛行　51
反射　20

ビタミン B_1 欠乏症　9
ビタミン B_{12} 欠乏症　9
皮膚の感覚受容器　14
病歴　17

閉塞性動脈硬化症　9

ポリニューロパチーによる痒み　124
補助検査　22
放射線照射による腕神経叢障害　108

ま行

慢性炎症性脱髄性多発ニューロパチー　87
むずむず脚症候群　67

や行

誘発テスト　21

腰部脊柱管狭窄症　50
腰部脊柱管狭窄症診断サポートツール　53

ら行

レイノー（Raynaud）現象/症候群　9

わ行

腕神経叢障害　107